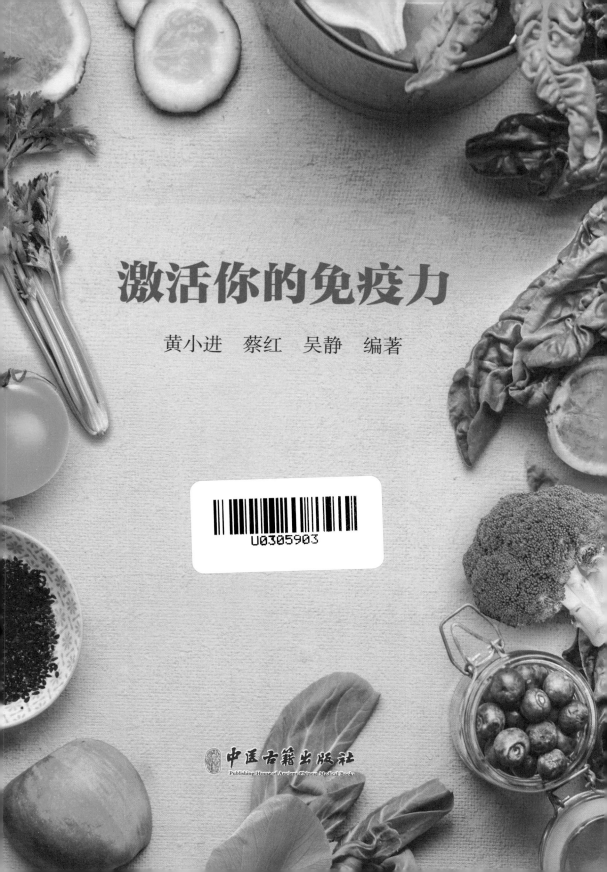

激活你的免疫力

黄小进　蔡红　吴静　编著

中医古籍出版社
Publishing House of Ancient Chinese Medical Books

图书在版编目（CIP）数据

激活你的免疫力 / 黄小进，蔡红，吴静编著.

北京：中医古籍出版社，2024. 8. -- ISBN 978-7-5152-2887-7

Ⅰ. R392-49

中国国家版本馆CIP数据核字第2024EZ7601号

激活你的免疫力

黄小进　蔡红　吴静　编著

责任编辑	李　洪
封面设计	王青宜
出版发行	中医古籍出版社
社　　址	北京市东城区东直门内南小街 16 号（100700）
电　　话	010-64089446（总编室）010-64002949（发行部）
网　　址	www.zhongyiguji.com.cn
印　　刷	水印书香（唐山）印刷有限公司
开　　本	710mm×1000mm　1/16
印　　张	13
字　　数	192 千字
版　　次	2024 年 8 月第 1 版　2024 年 8 月第 1 次印刷
书　　号	ISBN 978-7-5152-2887-7
定　　价	68.00 元

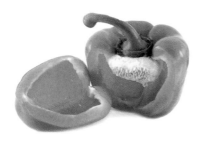

第一章　免疫力
人体的健康卫士

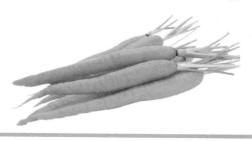

第二章 全面提升免疫力
五大法宝一个也不能少

第三章 食物是最好的免疫剂

不可不知的明星食材

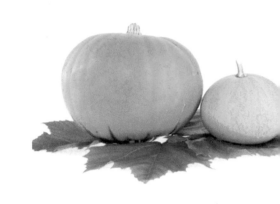

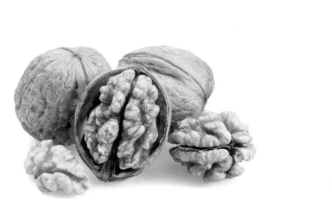

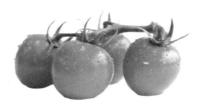

第四章 吃出超强免疫力
全家人的抗病营养方

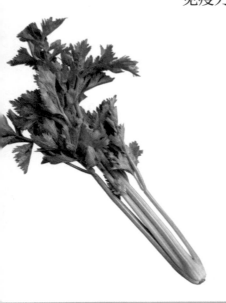

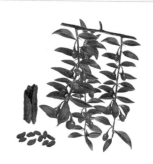

第五章 学点中医养生
轻松提升免疫力

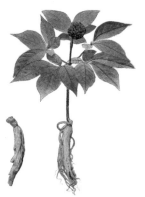

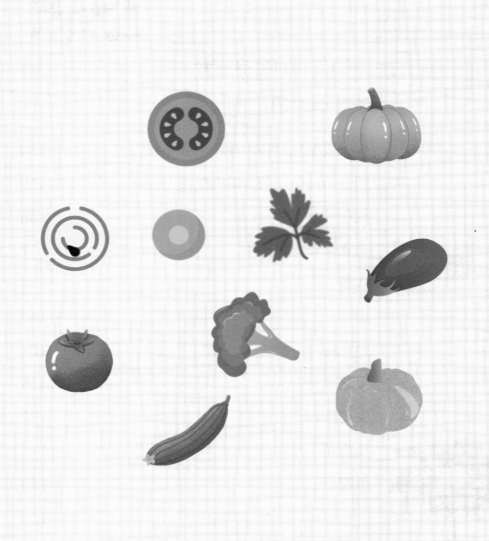

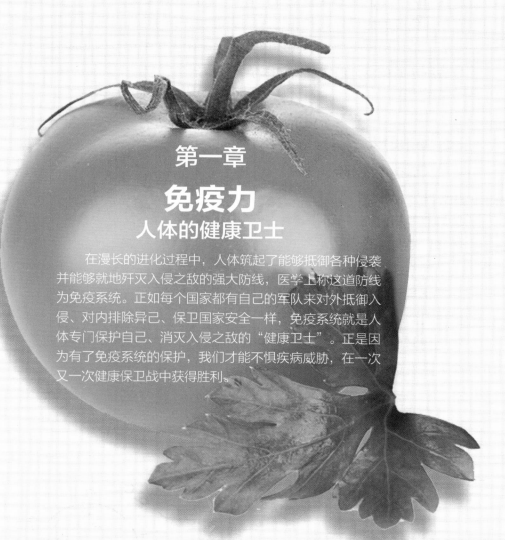

第一章

免疫力
人体的健康卫士

在漫长的进化过程中，人体筑起了能够抵御各种侵袭并能够就地歼灭入侵之敌的强大防线，医学上称这道防线为免疫系统。正如每个国家都有自己的军队来对外抵御入侵、对内排除异己、保卫国家安全一样，免疫系统就是人体专门保护自己、消灭入侵之敌的"健康卫士"。正是因为有了免疫系统的保护，我们才能不惧疾病威胁，在一次又一次健康保卫战中获得胜利。

专题页：中医眼中的免疫力

在祖国医学中，"免疫"一词出现较晚，最初见于19世纪李氏所著的《免疫类方》。从其本意来看，免疫是要免除疫病的危害，保护人体健康。祖国医学对免疫的内涵界定和现代医学早期对免疫的定义在精神实质上是基本一致的。但中医学里免疫的实质内涵要比现代医学中免疫的实质内涵更广泛，中医所论的免疫，包含了预防医学，并辐射到医疗直至康复医学。

正气与免疫力

人体之气，由先天之精和水谷之精所化之气，加上吸入的自然界清气，经过脾胃、肺、肾等脏腑生理功能的综合作用而生成，分布于全身。人体之气，是与邪气相对而言，称为正气。中医学理论认为，正气可起到抗邪、防御、调节、康复等作用。正气充盛时，身体能抵抗邪气，不易发生疾病；反之，当正气不足时，邪气便会乘虚而入，往往可引起机体阴阳失调，于是产生疾病。

正气包括元气、营气、卫气、宗气等体内一切具有抵抗邪气作用之气。以先天之精化生者为元气，人体之气行于脉中为营气，行于脉外为卫气，水谷之精与自然界清气相聚于胸中者为宗气。可见，正气的盛衰可以反映出一个人免疫功能的强弱，是决定人体健康与否的重要因素。

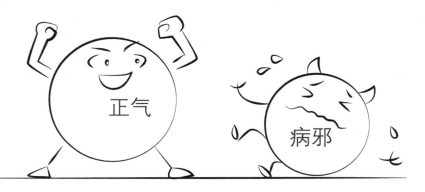

津液与免疫力

中医学理论中的津液，是人体一切正常水液的总称，包括各脏腑、五官九窍的内在液体及其正常的分泌物，具有濡养、滋润、调节的作用。津液是维系人体生命活动的基本物质之一，由水谷精微所化生。

津液的生成、循环代谢涉及多个脏腑的生理功能，《素问·宣明五气论》中说："五脏化液，心为汗，肺为涕，肝为泪，脾为涎，肾为唾，是谓五液。"脏腑与津液之间可互相影响，脏腑功能异常可引起津液产生不足而不能抗邪于外，津液抗邪能力低下可使脏腑产生病变。如上呼吸道感染，涕液不能驱除病邪，导致肺宣降失司而引起咳嗽。

五行与免疫力

中医五行理论是中国传统医学的重要理论之一，是指木（生长、生发、条达舒畅、柔和）、火（温热、明亮、升腾）、土（受纳、承载、生化）、金（清肃、收敛、清洁）、水（滋润、寒凉、向下运行）五种物质的运动。这五种物质之间，既相互滋生又相互制约，在不断的相生相克中维持着动态的平衡。

五行是相邻相生，相隔相克。相生：木生火，火生土，土生金，金生水，水生木。相克：木克土，土克水，水克火，火克金，金克木。

相生与相克是密不可分的，没有生，事物就不能发生和生长；而没有克，事物无所约束，就不能维持正常的协调关系。只有保持相生相克的动态平衡，才能使事物正常地发生与发展。

五行的每个要素与人体的脏腑功能密切相关。通过平衡五行要素的相互作用，可改善人体的免疫功能，提升整体的健康水平。

金代表肺脏、大肠等脏腑，金的主要功能是肃清、收敛。平衡金元素，建议保持良好的呼吸习惯，如练习气功、深呼吸等，还要合理饮食，少吃辛辣刺激性食物等。

木代表肝脏、胆囊等脏腑，木的主要功能是疏泄、生发。平衡木元素，强调情绪管理和养生保健，如保持心情愉悦、适度运动、常按摩肝区等。

水代表膀胱、肾脏等脏腑，水的主要功能是贮藏、排泄。平衡水元素，建议适量多喝水、保持适度运动、不要过度疲劳和压力过大等。

火代表心脏、小肠等脏腑，火的主要功能是消化、温煦。平衡火元素，建议保持规律作息、清淡饮食等良好的生活习惯。

土代表脾、胃等脏腑，土的主要功能是统一、运化。平衡土元素，倡导适量运动、饮食有节制等。

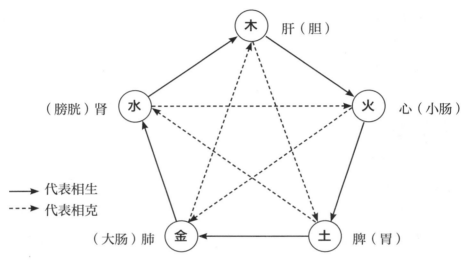

五行学说示意图

经络与免疫力

经络是经脉和络脉的总称，是运行全身气血，联络脏腑形体五官九窍，沟通上下内外，感应传导信息的通路系统，是人体结构的重要组成部分。人体是一个以脏腑为核心，通过经络作用等建立起来的有机联系整体，使各脏腑的生理功能协调，阴阳平衡，正气旺盛，发挥正常的免疫功能。

经络是气血运行的通道，如果经络不通，经气不利，就会气血瘀滞。血瘀不仅是病理产物，而且可作为致病因子，使疾病演变复杂化，导致免疫功能紊乱。

经络刺激可通过影响免疫细胞的活性来调节免疫系统功能。例如，经络按摩、拔罐等疗法可通过促进淋巴细胞的增殖和分化，来提高人体的免疫功能。

阴阳与免疫力

阴阳学说是中医的总纲。免疫也受阴阳平衡规律的支配和调节，也可以认为免疫是人体阴阳平衡范畴中的一个重要组成部分。因为人体是极为复杂的阴阳对立统一体，人体正常的生命活动是阴阳消长平衡的结果，阴阳失调是一切疾病发生的根本原因。人体只有阴阳平衡了，身体上下表里、五脏六腑功能、皮肉筋脉骨、四肢百骸才更坚固。所以《黄帝内经》中讲"阴平阳秘，精神乃至"，强调人体阴阳要平衡。如果失去这个平衡，身体就会出现偏寒、偏热，偏虚、偏实等失衡状态，正所谓"阴盛则阳病，阳盛则阴病"。

《素问遗篇·刺法论》中说："正气存内，邪不可干。"我们的身体只有阴阳平衡了，正气才能好好的存在于体内，帮助我们抵抗邪气，预防疾病的发生。

一般来说，凡是外向的、上升的、运动的、弥散的、明亮的、温热的、兴奋的都属于阳；寒冷的、晦暗的、凝聚的、下降的、静止的、内守的、抑制的都属于阴。

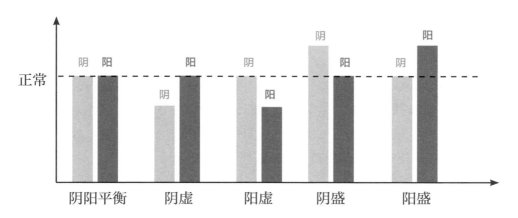

阴虚、阳虚的特征

阴虚	身体消瘦，五心烦热，失眠多梦，头晕目眩，耳鸣，口燥咽干，想喝凉水，腰膝酸软。舌质红，苔黄或者无苔。
阳虚	神疲乏力，气短懒言，畏寒怕冷，四肢冰凉，食欲不振。舌质淡白、胖嫩，舌苔白。

五脏与免疫力

中医学理论中的五脏，不仅指解剖学上的心、肝、脾（胃）、肺、肾五个器官，还是代表人体的五个生理系统，人体所有的组织器官都包括在这五个系统之中。人体以心、肝、脾（胃）、肺、肾五脏为中心，通过气血的流贯和经脉的络属沟通相互联系，把五脏、六腑、四肢百骸、五官、九窍联络起来。

心与免疫

中医学理论认为，心为五脏之主，是全身血脉的总枢纽，主宰着人体的生命活动，通过血脉输布血液营养全身。《黄帝内经》中记载："心者君主之官，神明出焉。"意思是，心主导人体的精神活动，包括精神情志、意识思维等。调心是平衡免疫力的基础。一个情志不畅的人，遇到困难常感到身心俱疲，机体免疫力会下降，从而加速机体的生理衰退，百病丛生。

肝与免疫

现代研究认为，中医学理论中的肝脏，包括解剖学的肝脏以及内分泌系统、消化系统、血液循环系统、免疫系统的部分功能。中医理论认为："百病生于气"，而"肝为百病之源"，意思是说肝能保证全身的气机畅达，散而不郁，通而不滞，从而使五脏气血调和、气机通畅，百病不生。

脾（胃）与免疫

中医里的脾胃不是解剖学说的形态学上的那个脾和胃，而是一个系统的概念，总体而言是指人体的消化系统。脾胃为后天之本，后天水谷之精的充养是生命活动的重要保证，是人体正气的来源，所以脾胃功能的强弱，决定着人体正气的盛衰及抵抗疾病的能力。

脾胃与免疫功能的相关性在历代医家的描述中已有所体现，他们十分强调脾胃对病邪的抵抗力，提出"内伤脾胃，百病由生""百病皆由脾胃衰而生""四季脾旺不受邪"等观点。

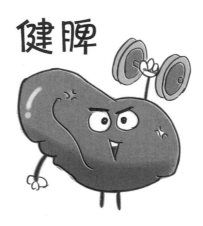

肺与免疫

中医学理论中称肺为"华盖"，其在五脏六腑的最上方，具有保护诸脏免受外邪侵袭的作用，是人体抵抗外邪的第一道防线。中医认为肺主一身之气，其中卫气是专门保护在我们体表，防止病毒邪气入侵的气，这在现代医学上就叫作免疫力，可以说肺好的人抵抗力也强，不容易生病！

肾与免疫

肾为"先天之本"，藏先天之精，主生长、发育、生殖和脏腑气化，具有调节全身水液代谢以及摄纳肺所吸入的自然界清气、保持呼吸深度的功能。

肾中所藏的先天之精气，禀受于父母，是胚胎发育的原始物质，决定着人体先天禀赋的强弱，即抗病能力的强弱。

《素问·阴阳应象大论》中说："肾生骨髓。"中医学理论认为，肾藏精，精化髓，髓充养于骨，故肾主骨生髓，其包括现代免疫系统骨髓的功能，而骨髓是各种血细胞和免疫细胞的来源。

看不见摸不着的免疫力

"免疫力"的重要性不言而喻，很多人一听免疫力下降，个个都是如临大敌，免疫力这种看不见、摸不着的东西究竟是什么？

什么是免疫力

"免疫"一词，最早出现于中国明代医书《免疫类方》，指的是"免除瘟疫"，就是预防和治疗传染病的意思。"免疫"一词也有适应恶劣外在环境、抵抗身体病毒的意思，也指精神上的抵抗力。

世界卫生组织对免疫力进行了概括：免疫力是人体自身的防御机制，是人体识别和消灭外来侵入的所有对人体有害的病菌，并处理损伤、衰老、变性、死亡的自身细胞，以及处理、识别体内的突变细胞和病毒感染细胞的能力。现代免疫学认为，免疫力是人体识别和排除"异己"的一种生理反应。

免疫力从哪儿来

免疫力一部分来自先天，一部分来自后天。人体的免疫包括非特异性免疫和特异性免疫两种类型。

非特异性免疫是人天生就具有的，而特异性免疫需要经历一个过程才能获得。

非特异性免疫（又称先天免疫或固有免疫），是人天生就具有的。非特异性免疫系统包括组织屏障（皮肤和黏膜系统、血脑屏障、胎盘屏障等），固有免疫细胞（杀伤细胞、吞噬细胞、树突状细胞等），固有免疫分子（细胞因子、补体、酶类物质等）。非特异性免疫是人体的常规屏障，这个屏障如果遭到破坏，人类在大自然的侵袭面前就会变得毫无抵抗能力。

特异性免疫（又称获得性免疫或适应性免疫）只针对一种病原体，是经后天感染（病愈或无症状的感染）或人工预防接种（菌苗、疫苗、类毒素、免疫球蛋白等）而使机体获得抵抗感染的能力。如接种乙肝疫苗预防乙肝，接种流感疫苗预防流感等。一般是在微生物等抗原物质刺激后才形成（如免疫球蛋白、免疫淋巴细胞），并能与该抗原起特异性反应。

免疫屏障
——人体重要的保卫系统

就像古人用城墙抵御外敌一样，免疫屏障也为我们的身体筑起了抵御外界各类致病微生物的坚实堡垒。根据人体中所处位置的不同，免疫屏障可分为物理屏障、化学屏障和生物屏障。

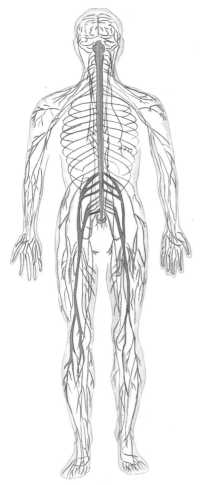

血液循环不畅会导致免疫力下降。冬季手脚总是冰凉的人，每晚常用 40℃ 左右的热水泡脚 20~30 分钟，能促进血液循环，血脉畅通了全身自然轻松。

物理屏障

物理屏障是指健康完整的皮肤和黏膜构成的屏障结构。对病原微生物等抗原异物侵入机体发挥机械阻挡和排除作用。

化学屏障

是由皮肤、黏膜分泌的某些化学物质构成的屏障结构。如果将皮肤和黏膜比作城墙，那么由它们分泌的皮脂、汗液、唾液等就如同护城河，大大增加了各类致病微生物入侵的难度。这些分泌物中富含抑菌、杀菌物质，具有抑制、杀伤病原微生物的作用。

生物屏障

生物屏障是由皮肤和黏膜上的细菌、酵母等正常菌群组成，它们数量庞大，通常不会引发疾病，还会通过与上皮细胞结合、消耗营养物质，或分泌一些具有抑菌、杀菌功能的物质，来抵御各类致病微生物进入人体，它们就像城楼上的卫兵，随时都在做防御工作。

免疫系统的三大功能

　　健全的免疫系统有三大功能，这决定了免疫系统的工作效率，进而决定一个人免疫力的高低。

1 免疫防御

识别和清除外来入侵的抗原，如病原微生物等，使人体免于细菌、污染物质、病毒及疾病的攻击。

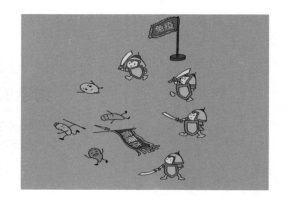

2 免疫监视

　　人体细胞在分裂、复制的过程中往往会出现一些差错，产生少量的突变细胞，免疫系统会及时把它们清除掉。假如免疫系统的监督功能低下或衰退，突变的细胞就会无节制地大量生长，进而成为肿瘤细胞，人就会患癌症。

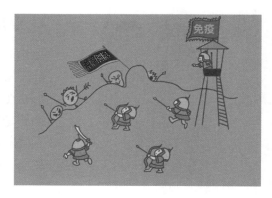

3 免疫稳定

是指机体及时识别、清除体内损伤、衰老或死亡的自身细胞，维持机体内环境稳定的功能。

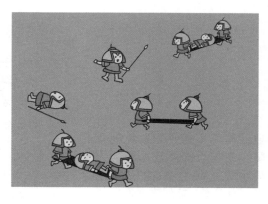

免疫力低下有哪些表现

当免疫力低下时，我们的身体就容易出现疾病或各种不适的亚健康状况。看看以下这些表现，如果你也有其中的表现，就该注意保养和优化自己的免疫力了。

易患疱疹
（口唇疱疹、带状疱疹等）

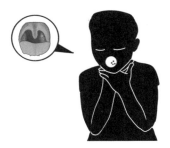

慢性炎症
（慢阻肺、扁桃体炎、支气管炎、肺炎等）

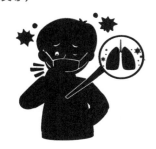

经常有肠胃不适、食欲减退、腹泻等情况

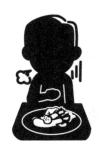

反复感染
（泌尿感染、呼吸道感染、消化道感染等）

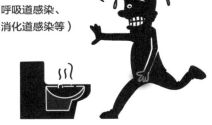

经常感冒或反复感冒、冷热调节能力差、流感时必中招

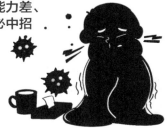

病后恢复慢、伤口难以愈合

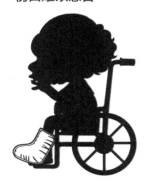

容易疲劳、精神萎靡、虚弱乏力、常感觉很累且难以恢复

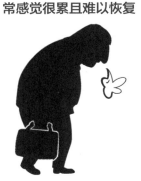

易患各类肿瘤、癌症

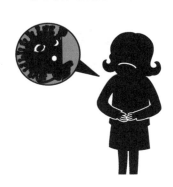

这些关于免疫力的认识误区要避免

当前，越来越多的人认识到了免疫力的重要性，但是，仍有很多人对免疫力的认识是模糊的。面对免疫力这个既抽象又具体的概念，我们的认识难免会走进误区。

免疫力等于抵抗力

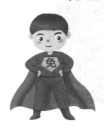

不全对。免疫力不仅指人体抵御外来细菌、病毒等异物的能力，也包括维护体内环境稳定、清除体内异常细胞（如癌细胞）的能力。如果把人体健康比作国家的安全，那么免疫系统就是守护国家安全的军事力量，它对外发挥着御敌功能，对内发挥着维稳功能。而我们常说的抵抗力，除了指机体的排异能力外，还包含抗损伤能力和损伤修复能力。

吃营养补充剂能提高免疫力

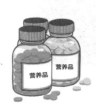

当心不良反应。任何营养素摄入过多都会引发不良的健康问题。如维生素摄入过多会导致恶心、呕吐、腹泻等症状；蛋白质（尤其是动物蛋白）摄入过多容易引发高血脂或肾功能问题。只要坚持均衡多样化饮食，就能满足人体所需的营养摄入。若因特殊情况无法通过日常膳食摄入均衡的营养，可咨询营养学或医疗专业人士，在其指导下服用膳食营养补充剂。

越干净越不容易生病

"太干净"对身体来说可能并不是好事。"过于干净卫生的环境让人体免疫系统'好坏不分'了，反而使人们对很多物质过敏了。"这是西班牙免疫和儿童过敏症研究会得出的结论。这项报告表明，近几十年来，过敏性疾病的发病率在逐步增加。除了环境污染日趋严重和人们饮食习惯的改变外，一个重要原因是人们太追求干净了。

免疫力越强越好

误区 免疫力就像血糖和血压，低了不是好事，容易引起细菌和病毒的感染，但太高也对人体有害。免疫反应太

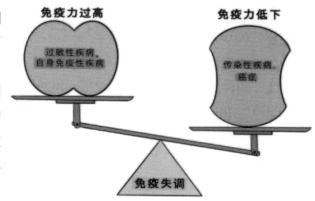

强烈，破坏力太大，容易患上类风湿、红斑狼疮等自身免疫性疾病。因此，提升免疫力的关键在于维持免疫功能的正常运行,将免疫力保持在均衡状态,使人体具有良好的自我调节能力。

 ## 抗生素就是消炎药

误区 **抗生素不是消炎药！**

抗生素又叫抗菌药物，主要用于由微小病原体等引起的感染性疾病，比如细菌感染、支原体感染、衣原体感染等，能杀死细菌或者抑制体内细菌的生长繁殖。消炎药则主要用于抑制、消除炎症。所谓"炎症"是机体对外界刺激产生的防御反应，如病毒、真菌、细菌感染引起的发热、红肿、疼痛等。

有这些关键词的药是抗生素：西林、青霉素、头孢、霉素、沙星、硝唑等；常见的消炎药：阿司匹林、对乙酰氨基酚（扑热息痛）、布洛芬、萘普生、塞来昔布、塞米松、泼尼松、氢化可的松、环孢素、他克莫司等。

关于免疫力的常见问题解答

Q 怎么检查能知道自己免疫力好坏？

A 评估免疫力有几个层次。第1个层次是血常规检查中的淋巴细胞百分比和淋巴细胞绝对值；第2个层次是初级免疫力评估（PISA分析），用来检测重要的淋巴细胞亚群；第3个层次是最精准、最全面的免疫力评估，即免疫全面评估和免疫量化评分体系。如果无法进行检测，可以根据亚健康评估表，通过表现和症状作出初步判断。

Q 免疫全面评估（MICA）和免疫量化评分（MISS）是什么检测？

A 免疫全面评估（MICA）和免疫量化评分（MISS）体系是国内外首创的免疫系统评估方法，通过对外周血淋巴细胞亚群进行全面检测分析，评估出免疫状态的量化分值，客观反映个体当前的免疫状态。MISS免疫评分体系以正分为免疫功能增强，负分为免疫功能下降，0分为免疫的理想平衡状态。

Q 切除扁桃体对免疫力有没有影响？

A 扁桃体内有淋巴组织、浆细胞和参与细胞免疫的T细胞、B细胞，不仅能产生各种免疫球蛋白和特殊抗体，还能分泌干扰素，抑制细菌生长。所以说扁桃体是人体的防御器官，其免疫力在3~5岁的儿童身上表现最为活跃。因此5岁以下的儿童，切除扁桃体要慎重。

从免疫理论看，扁桃体确实很有用。但是从治疗角度看，对于1年内扁桃体炎发作次数超过7次，或过去2年每年发作次数超过5次，或过去3年每年发作次数超过3次，才会建议手术切除。此外，对于经常引起并发症，如咽喉疼痛、反复发烧、扁桃体流脓、颈部肿胀化脓，以及出现生长缓慢、夜尿症、哮喘和行为问题等症状时，可在医生建议下进行手术切除扁桃体。

Q 免疫治疗是什么意思？

A 免疫治疗是指针对机体亢进或低下的免疫状态，人为地抑制或增强机体的免疫功能以达到治疗疾病目的的治疗方法。免疫治疗的方法有很多，适用于多种疾病的治疗，当下最受关注的是肿瘤的免疫治疗。这主要因为两点：一是免疫治疗能治疗已经广泛转移的晚期癌症。部分标准疗法全部失败的晚期癌症患者，使用免疫治疗后，仍然取得了很好的效果。二是接受免疫治疗的癌症患者，有很大机会能高质量长期生存。在肺癌、肾癌、儿童急性淋巴细胞白血病、黑色素瘤等患者中，最初接受治疗的一批患者，很多已经存活了 10 年以上。与以往的手术、化疗、放疗和靶向治疗不同，免疫治疗针对的靶标不是肿瘤细胞和组织，而是人体自身的免疫系统。

Q 免疫检测多长时间做一次？

A 对于健康的正常人来说，每年做 1 ~ 2 次免疫检测就可以。如果是疾病人群，如肿瘤，在放、化疗前后或者是病情变化前后，疾病进展复发了，或者是换药前后，及时地监测免疫变化会对疾病治疗有指导意义。而对于做过器官移植的人群，在术后早期半年之内，应测 5 次免疫状态，长期存活的患者，每年应做 2 ~ 3 次的免疫检测。

Q 肥胖对免疫系统有影响吗？

A 肥胖会影响人的免疫系统。肥胖对免疫系统的破坏，具体表现在以下方面：

1. 削弱免疫反应。肥胖者的整个免疫系统都受到了破坏和抑制，他们的免疫系统反应都很弱。

2. 容易得流感。与 BMI（体重指数）在正常范围的人相比，BMI 高的人更容易得流感。

3. 容易感染。无论是擦伤还是外科手术，肥胖者的伤口更容易感染。

4. 容易得肺炎。肥胖者腹部的脂肪会将横膈膜上推，限制了肺的扩张和收缩，更容易出现并发症，如肺炎。

免疫失调与疾病

根据免疫反应的不同结果，可以将免疫反应分为正常免疫反应和异常免疫反应两类。正常免疫反应是指机体的免疫功能正常，能对非己的抗原产生细胞免疫和体液免疫，以排斥异物，发挥免疫保护作用。异常免疫反应是指机体的免疫功能失调，使免疫反应过强或过弱，导致自身免疫损伤或对疾病的抵抗力下降。

免疫过强

免疫过强引起的疾病

过敏反应

过敏反应若出现在呼吸道，则出现喷嚏、流涕、呼吸困难、哮喘等；若出现在皮肤，则出现红肿、荨麻疹等；若出现在消化道，则出现呕吐、腹痛、腹泻等。个别症状较严重的可因过敏性休克或支气管痉挛、窒息导致死亡。

自身免疫病

常见的自身免疫病有以下几种：

内分泌疾病
如慢性甲状腺炎、胰岛素依赖型糖尿病等。

消化系统疾病
如恶性贫血、慢性非特异性溃疡性结肠炎、慢性活动性肝炎等。

血液系统疾病
如特发性血小板减少性紫癜、自身免疫性溶血性疾病等。

泌尿系统疾病
如自身免疫性肾小球肾炎、肺肾出血性综合征等。

神经肌肉疾病
如重症肌无力等。

结缔组织疾病
如类风湿关节炎、系统性红斑狼疮等。

免疫过弱引起的疾病

免疫过弱

由免疫功能过弱或低下引起的疾病通常称为免疫缺陷疾病。免疫缺陷病分为先天性和后天性两种。先天性免疫缺陷病是由遗传因素引起的，患者免疫力低下，对疾病抵抗力差，如先天性胸腺发育不全等。后天性免疫缺陷病是由疾病或其他因素（如营养不良、药物、肿瘤、手术、外伤、烧伤、脾切除等）引起的，患者丧失部分或全部的免疫能力，又称获得性免疫缺陷病。获得性免疫缺陷（继发性免疫缺陷病）较原发性者更为常见。

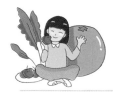

免疫力自我小测试

本测试由黄洁夫、吴蔚然、方圻、钱贻简等著名保健专家拟定。

序号	选项	是	否
1	你经常锻炼身体吗？	+1	+0
2	你控制情绪的能力好吗？	+1	+0
3	你的手和脚冬天时常长冻疮吗？	+0	+1
4	你一年感冒不少于 4 次吗？	+0	+2
5	身体感觉不舒服，有点不适就要吃药吗？	+0	+1
6	你经常吃蔬菜，日常注重补充维生素吗？	+1	+0
7	你交际广泛，朋友众多吗？	+1	+0
8	家庭生活让你感觉很幸福吗？	+1	+0
9	你经常去散步，呼吸新鲜空气？	+1	+0
10	你有吸烟的习惯吗？	+0	+1
11	偶尔喝一点酒但并不嗜酒？	+1	+0
12	你生活、工作在城市里吗？	+0	+1
13	你经常关注自己的体重，不让自己过于肥胖吗？	+1	+0
14	你经常以车代步吗？	+0	+1
15	你与很多同事在一个房间里工作吗？	+0	+1
16	你很注意饮水，每天都能足量饮水？	+1	+0
17	你工作很繁忙、压力很大吗？	+0	+1
18	你经常在房间里待着，而不想出去晒晒太阳？	+0	+1
19	你经常焦虑吗？	+0	+1
20	你注意日常保健、注重个人卫生吗？	+1	+0

保健专家提示：

1 ～ 6 分：你的免疫力较低，可能正饱受疾病的困扰。应想办法增强自身的抵抗力。

7 ～ 14 分：你的免疫系统出现了一点问题，应赶快纠正不良的生活方式和错误的饮食观念，比如适量运动，常吃富含维生素的食物等，从而增强自身的抗病能力。

15～20 分：你的免疫力较好，需要继续保持。

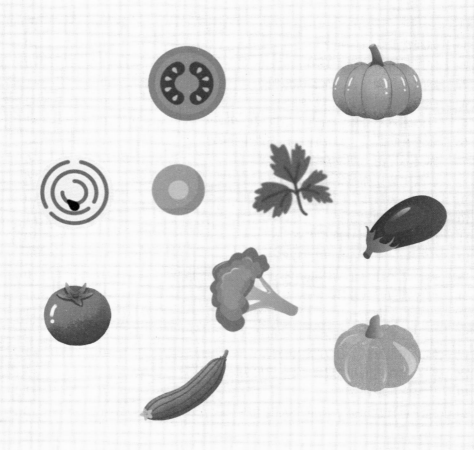

第二章

全面提升免疫力
五大法宝一个也不能少

免疫力的提升是长期作用的结果，不论是饮食、运动、睡眠还是心态，都需要长期调理和保持。基于此，本章为大家介绍的是全面提升免疫力的五大法宝——均衡饮食、合理运动、睡好觉、心情好、平衡肠道菌群，利用好这五大法宝能让免疫系统的功能得到加强，从而提高抗病能力，增强体质。

想要免疫好，均衡饮食很重要

均衡饮食，免疫基石

自身免疫力的强弱与膳食营养密切相关。均衡饮食是其强大的根本。只有均衡饮食，获取充足而全面的营养，我们身体的各项机能包括免疫功能才能达到最佳状态。众所周知，人体需要蛋白质、脂肪、碳水化合物、维生素和矿物质等多种营养素，而单一的食物中，营养素的种类和含量有限，因此，要想获得充足而全面的营养，合理搭配膳食，就要通过食物的多样化来实现。

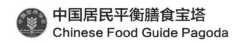

中国居民平衡膳食宝塔
Chinese Food Guide Pagoda

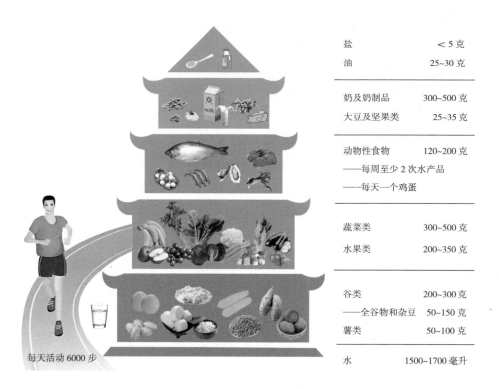

盐	＜5 克
油	25~30 克
奶及奶制品	300~500 克
大豆及坚果类	25~35 克
动物性食物	120~200 克
——每周至少 2 次水产品	
——每天一个鸡蛋	
蔬菜类	300~500 克
水果类	200~350 克
谷类	200~300 克
——全谷物和杂豆	50~150 克
薯类	50~100 克
水	1500~1700 毫升

每天活动 6000 步

中国居民平衡膳食宝塔是根据《中国居民膳食指南》的准则和核心推荐，把平衡膳食原则形象化地转化为各类食物的数量和所占比例的图形化表示。膳食宝塔的塔身分为不同颜色、不同面积大小的 5 层，通过每层的面积大小可以反映出，每类食物推荐摄入量的多少。为了实现平衡膳食，建议每人每天每层的食物都要吃到，不建议少吃或只吃某层的食物。同时，在膳食宝塔的每一层里，都包含有多种食物，提示了食物应丰富多样。膳食宝塔右侧的文字注释，用来提示每天各类食物的推荐量范围，这些数据都是以生原料中可以食用部分的重量来表示的，也就是可食部生重。

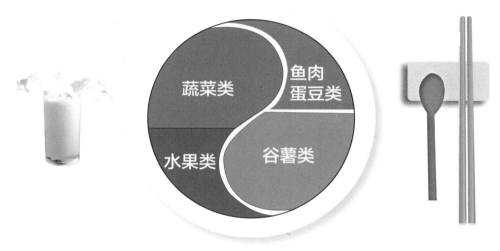

中国居民平衡膳食餐盘

中国居民平衡膳食餐盘是遵循平衡膳食的原则，描述了一个人一餐中膳食的食物组成和大致比例。此餐盘适用于 2 岁以上的健康人群，是一餐中食物基本构成的描述。餐盘更加直观，一餐膳食的食物组合搭配轮廓清晰明了。餐盘分成谷薯类、动物性食物和富含蛋白质的大豆及其制品、蔬菜、水果等四部分，餐盘旁的一杯牛奶提示了奶制品摄入的重要性。餐盘表达阴阳形态和万物演变过程中的最基本平衡，按照此餐盘描述的重量比例来选择食物或者安排膳食，易于达到营养均衡。

提高免疫力离不开这 6 种营养素

饮食是为免疫力充电的重要帮手。生活中，大家应尤其注意以下重要营养素的摄入。

1 蛋白质

人体在与外界作斗争维持免疫力的过程中，抗体是必不可缺的武器。蛋白质是形成抗体的基础，缺乏蛋白质直接影响抗体合成，相当于打仗没有刀枪。蛋白质是构成淋巴细胞、白细胞、巨噬细胞等免疫细胞的主要物质，充足的蛋白质可使免疫细胞和免疫蛋白数量迅速增加，从而提高人体免疫力，有效防止病菌入侵。严重的蛋白质缺乏会影响免疫器官功能，如胸腺重量减轻和萎缩等。只有当蛋白质营养状况改善后，这些受损的免疫功能才能得到恢复。

蛋白质的来源

动物性食物	猪肉、牛肉、羊肉、鸡肉、鸭肉、鹌鹑肉
豆类及豆制品	黄豆、豆腐、豆浆
奶类及其制品	牛奶、羊奶、酸奶、奶酪
蛋类	鸡蛋、鸭蛋、鹅蛋、鸽子蛋、鹌鹑蛋

2 维生素 A

维生素 A 对于维持呼吸道和胃肠道黏膜的完整性和促进黏膜表面抗体的生成，维持上皮细胞的防御能力具有重要作用，可以抵御致病菌的侵袭。维生素 A 在 T 细胞、B 细胞的分裂反应中发挥着重要的作用。维生素 A 还能影响巨噬细胞的吞噬杀菌能力。作为维生素 A 源的类胡萝卜素具有很强的抗氧化作用，可以增加特异性淋巴细胞亚群的数量，增强吞噬细胞、自然杀伤细胞的活性，刺激各种细胞因子的生成，有增强免疫系统活力的作用。营养研究表明，老年人和免疫功能低下者适当补充 β – 胡萝卜素可提高免疫力。

维生素 A 的来源

动物肝脏	猪肝、羊肝、鸡肝、鸭肝、鹅肝、鱼肝油
蔬菜	胡萝卜、南瓜、红心甜薯、菠菜、韭菜
水果	芒果、橙子、橘子、柿子、香蕉、草莓
奶蛋类	奶油、蛋黄

3 维生素C

维生素C对免疫系统的作用主要表现在促进抗体形成和干扰素的产生，提高白细胞的吞噬作用，增强机体的免疫功能和应激能力，明显降低感染性疾病的发病率。当人体缺乏维生素C时，淋巴细胞内的维生素C含量减少，淋巴细胞的免疫功能就会下降，白细胞的杀菌能力也会随之减弱。

　　维生素C含量最丰富的食物就是新鲜蔬果，如蔬菜中的西红柿、西兰花、大白菜等；水果中的猕猴桃、草莓、山楂、木瓜等。

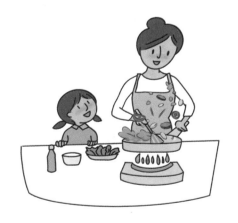

维生素C很娇气，长时间加热容易被破坏，烹调时最好选择水焯或快炒

4 锌

锌是人体内100余种酶的组成成分，尤其对免疫系统的发育和正常免疫功能的维持有不可忽视的作用。缺锌会引起免疫系统的组织器官萎缩，影响T淋巴细胞的功能、胸腺素的合成与活性、抗体依赖性细胞介导的细胞毒性、淋巴细胞与NK细胞的功能、淋巴因子的生成以及吞噬细胞的功能等，导致机体对多种致病因素易感性增高。许多免疫功能降低的临床病例都与锌缺乏有关，例如，自身免疫性疾病患者血锌多数低于正常值；锌缺乏的儿童可出现血液淋巴细胞减少，对感染敏感，伤口愈合不良。而补锌可缩短儿童急性上呼吸道感染、肺炎的病程，并降低其发生率。具体应在医生指导下进行。

高锌食物

主要两大类	海产贝类	菌菇类	
其他食物	瘦肉	山核桃	动物肝脏

5 铁

铁缺乏时会使胸腺淋巴细胞及外周血T细胞减少，外周淋巴细胞对抗原的反应下降，补体活性和C3成分下降，干扰素活性及白细胞介素产量均下降，进而影响抗体产生，导致免疫反应缺陷。铁缺乏还可以干扰细胞内含铁金属酶的作用，影响吞噬细胞的杀菌力。铁能帮助我们抵御疾病，人体一旦缺铁就会导致免疫力和抗感染能力下降，就容易生病。可适量吃些含铁丰富的食物，如动物肝脏、动物血、红肉（猪瘦肉、牛肉、羊肉）。

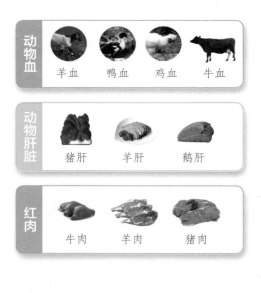

动物血	羊血	鸭血	鸡血	牛血
动物肝脏	猪肝	羊肝	鹅肝	
红肉	牛肉	羊肉	猪肉	

6 硒

硒在人体淋巴结、脾脏及肝脏等组织的含量最高，而这些组织也是免疫细胞的集中地。硒几乎存在于人体所有免疫细胞中，有保护胸腺、维持淋巴细胞活性和促进抗体形成的作用。补充适量的硒元素可帮助提高机体免疫力，抵御感冒、胃肠道疾病、肝病、心血管疾病等。硒能清除人体内的自由基，排除体内毒素，硒还能抗氧化，有效抑制过氧化脂质的产生，防止血凝块，清除胆固醇，增强人体免疫功能。科学研究发现，血硒水平的高低与癌症的发生息息相关，硒能够抑制致癌物的活性，防止癌细胞的分裂与生成，被称为"抗癌之王"。含硒丰富的食物：鸡蛋、猪肉、牡蛎、虾、紫薯、蘑菇、腰果、杏仁、花生、南瓜子等。

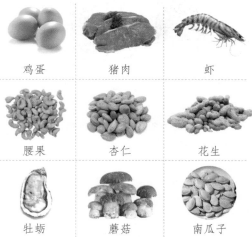

鸡蛋	猪肉	虾
腰果	杏仁	花生
牡蛎	蘑菇	南瓜子

含硒丰富的食物

五种饮食习惯最"伤"免疫力

提高免疫力和饮食密不可分，一定要摒弃如下这 6 种削弱身体免疫力的错误饮食习惯。

1 吃得太咸

高盐饮食除了会对血压的控制不利之外，还会扰乱肠道菌群，甚至对免疫系统功能有损害。吃盐太多，不能被身体吸收，多余的盐分反而会从肾脏代谢，增加肾脏负担，进而损害肾脏，所以有"多盐伤肾"的说法。

2 爱吃甜食

多吃糖有害免疫力，这里所说的糖，是人工添加糖，并不包括天然水果中的糖。营养流行病学调查发现，喝甜饮料多的成年人，患慢性支气管炎和哮喘的风险更大，而这些疾病都意味着免疫系统功能紊乱。过多吃糖会降低中性粒细胞等白细胞的功能，使其对抗有害微生物的能力下降。

3 过量饮酒

哪怕只是短期的过量饮酒，都可能影响机体的免疫系统功能。而长期过量摄入酒精与免疫反应减弱的关系密切，带来的影响包括肺炎易感性增加，发生急性呼吸窘迫综合征的可能性更大、败血症风险增加、伤口愈合不良等。

4 经常吃快餐

汉堡、炸鸡、炸薯条等快餐具有高油、高盐、高糖、缺少膳食纤维等特点，会通过引发体内的炎症反应导致自身免疫性疾病。国外的波恩大学进行的研究表明，快餐不但能引起肥胖，而且会让机体免疫系统衰弱。即便随后只食用健康食物，但发展更快的是各种炎症和病变，这一切或导致中风、血管疾病、动脉硬化和 2 型糖尿病等。

5 不按时吃饭

澳大利亚科学家近期研究发现，人体的肠道免疫功能具有昼夜节律，而这种规律和吃饭时间有关。到了饭点，如果及时吃饭，对免疫功能有益，如果有一顿没一顿，进食时间无法预测，那么肠道免疫系统就会无所适从，该活跃的时候不活跃，该休息的时候过度紧张，结果就容易引起肠道慢性炎症。

轻断食，刺激免疫系统更新

轻断食在一定程度上可以起到保护免疫系统的作用。这是因为饥饿能刺激免疫系统更新，从而增强抵抗力。饥饿不仅会迫使身体消耗储存的脂肪和葡萄糖，还会破坏体内的白细胞。而体内原有的白细胞减少，会促使免疫细胞在造血干细胞的帮助下全面更新。科学家在进行轻断食的相关实验后得出这样的结论：轻断食可以启动无数的修复基因，有规律的断食可使机体免疫功能提高数倍，这足以消灭病菌、预防疾病。

轻断食的类型

目前，全球流行的轻断食主要分为四个类型：

 一周中有 5 天正常进食，其他不连续的两天为断食日，进食量降到 25%~30%。

 一天正常饮食，隔天进食量降到 25%~50%。

 1 个月内选择不连续的 2~5 天断食，只喝白开水、蔬菜汤和果蔬汁，每天总热量的摄入控制在 300~500 千卡。

 一天中的 16 个小时什么都不吃，其余 8 小时正常进食。

轻断食需要注意的问题

1. 轻断食不是什么都不吃，断食期间应保证低热量的营养摄入。

2. 轻断食不能只考虑热量不考虑营养，同样的热量，吃果蔬比喝糖水更营养。

3. 轻断食要与运动相结合，可做些散步等强度较小的运动，避免剧烈运动。

4. 精神障碍、抑郁症、严重的心脑血管病、慢性感染性疾病及晚期肿瘤患者，孕产妇和营养不良、身体过度消瘦的人，以及年龄在 18 岁以下、70 岁以上者，均不宜贸然尝试轻断食，应咨询医生。

5:2断食法更易于坚持

5:2的断食方式，简单来说就是一星期五天正常吃，剩下的两天减少自己的食量，是平时食物量的三分之一左右，这样的断食方式不仅仅有助于我们控制血糖、血脂，同时还可以改善我们的体重，增强我们的身体免疫力。而且此法更易于被我们的身体接受，也更易于坚持。

5:2断食法食谱举例

早餐	青菜燕麦小米稀粥（菠菜80克、小米20克、燕麦片5克、小枣5克、枸杞5克，加500毫升清水煮成稀粥）。
午餐	果蔬浆（蒸熟的土豆100克、草莓和桃肉100克，加400毫升清水，用高速打浆机打成匀浆）。
加餐	下午可以吃10克西梅干。
晚餐	菜花木耳（适量的菜花和水发黑木耳择洗干净后，用沸水焯烫3~5分钟，捞出后加半勺香油、少量盐和酱油调味）。
加餐	睡觉前半小时喝一杯豆浆（取20克豆粉用适量温水冲调）。

断食日的食物选择

最符合轻断食的食物是蛋白质含量高但升糖指数低的食物。其一，高蛋白食物可以拉长饱腹感的时间；其二，低升糖指数的食物不会导致血糖激增，因为血糖在飙升之后必然会暴跌，一旦暴跌了便会觉得非常饥饿。

断食日应尽量避免食用高升糖指数、高热量的食物。高升糖指数的食物包括精白大米、白面包、饼干、甜面圈、葡萄干、红枣、加糖果汁及饮料等；高热量的食物包括巧克力、蛋糕、油条、油饼、汉堡、薯条、炸鸡块、比萨饼、爆米花等。断食期间若感到饥饿，可以喝一小碗不加盐和糖的藕粉、杂粮糊、蔬菜小米粥等。

找一个适宜的时间进行轻断食

由于每个人的需求、日常作息、喜好等不一样，对于断食日的选择，可以依照自己的具体情况而定。最好避开节假日或有应酬的时间，因为这些日子避免不了高热量食物的摄入，可以选择周末一个人宅在家里的时候进行轻断食，简单而自在。女性朋友在准备进行轻断食之前，要计算好自己的月经期，有选择性地将断食日避开来月经时的前三天。

合理运动，为免疫力加分

如何运动可以提升身体免疫力

要想运动有益健康，起到提升免疫力的作用，必须加上两个定语：适度、规律。

适度且规律地运动，能增强积极的免疫系统反应，促进巨噬细胞分泌，还能推动免疫细胞更快地在体内循环。

一般情况下，运动结束后，免疫系统会在几个小时内恢复正常水平。但持续地规律运动，相当于不间断地给免疫系统加油，使上述良性变化更持久。这会产生累积效应，带来长期的良性免疫反应。适度运动 30~45 分钟，免疫反应会持续增加。

此外，越来越多的证据表明，在剧烈运动后的几个小时内，免疫系统的某些成分均显示出抑制的功能。单次长时间（大于 90 分钟）的剧烈运动会短暂地抑制免疫系统。同时，运动强度不大，但是运动时间过长，也就是说运动量过大，也会造成机体免疫力暂时受到抑制。

由此可见，适度运动（轻、中等强度）能有效地提升免疫功能，增强身体抵抗力，而过大强度、过长持续时间且频度过高的运动训练，则会抑制免疫功能。

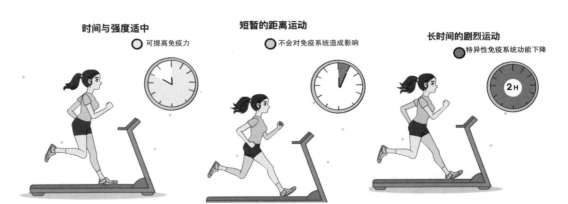

运动对免疫系统的影响（单次运动）

各年龄段人群提高免疫力的运动处方

儿童、青少年（5~17 岁）的运动处方

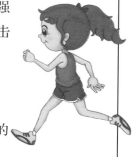

- 5~17 岁的儿童和青少年每天应至少累计有 60 分钟中等强度到高强度的运动，如高抬腿跑、快跑、俯卧撑、跳跃击掌等。
- 大多数的日常运动应该是有氧运动。
- 大于 60 分钟的运动可以带来更多的健康效益。
- 每周至少应进行 3 次高强度运动，包括强壮肌肉和骨骼的运动等，比如球类运动。

中青年人（18~64 岁）的运动处方

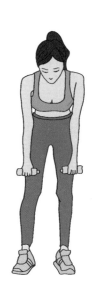

- 18~64 岁的中青年人每周应进行 150~300 分钟中等强度的有氧运动，如跳有氧操、爬楼梯、慢跑等；或每周进行 75~150 分钟高强度的有氧运动，如高抬腿跑、快跑、俯卧撑、跳跃击掌等；或中等强度和高强度两种运动相当量的组合。
- 有氧运动每次应至少持续 10 分钟。
- 为获得更多的健康效益，中青年人应适当多做一些有氧运动，可每周进行 300 分钟中等强度或 150 分钟高强度的有氧运动；或相当量的中等强度和高强度运动组合。
- 每周至少应有 2 天进行大肌群的力量锻炼（如胸大肌、背阔肌、股四头肌等），比如深蹲、卧推、硬拉等。

老年人（65 岁及以上）的运动处方

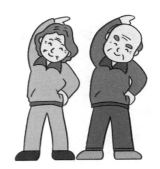

- 老年人每周至少应进行150分钟中等强度的有氧运动，如快走、跳健身操、打太极拳、爬楼梯、慢跑等；或每周至少应进行75分钟的高强度有氧运动，如俯卧撑、屈腿向上等；或中等强度和高强度两种运动相当量的组合。

- 有氧运动每次应至少持续10分钟。

- 为获得更多的健康效益，老年人可适当增加一些有氧运动量。

- 活动能力较差的老年人每周至少应有3天进行提高平衡能力和预防跌倒的运动，如太极拳、瑜伽等。

- 每周至少应有2天进行大肌群的力量锻炼（如胸大肌、背阔肌、股四头肌等），比如深蹲、卧推、硬拉等。

- 因健康状况不能达到所建议的身体活动水平的老年人，应尽可能在条件和能力允许的情况下积极进行一些身体活动。

对免疫力有益的运动五要素

　　运动对我们的身体而言，更像一把双刃剑，掌握好了，它可以提升我们的免疫力；掌握不当，则可能影响健康。运动对免疫功能的影响与运动方式、运动强度、运动时间、运动频率等因素相关。

运动场所　　运动场所应安全、舒适、宽敞，有必要的防护设施，阳光充足，空气清新，远离公路等车辆频繁、人群密集的地方，如选择公园、体育场或郊外等场所较理想。如在室内，要选择空气流通的地方。

运动方式　　一定强度的有氧运动和力量训练可以增强免疫功能。年轻人可以选择大肌群力量训练，如蹲起练习、腹背肌力量训练等方式。中老年人可以选择适中强度的太极拳、广场舞、快步走等有氧运动，健康状况不错的中老年人也可以做一些大肌群的力量锻炼。

运动时间　　运动的持续时间以 20~90 分钟为宜。运动时间太短，对免疫系统和心肺系统的刺激不够，而一次运动时间过长则易引起过度疲劳，不利于运动后疲劳的消除，还会抑制免疫系统的功能。

运动强度

以中等运动的强度为宜。

第一种方法：通过测算心率来计算运动强度。运动时的心率等于运动时每分钟的脉搏数，运动结束后马上数一下自己 10 秒钟的脉搏数，再乘以 6，就是心率值。中等强度运动时的心率一般为最大心率的 60%~70%，最大心率 =220- 年龄。

第二种方法：根据自己的感觉来判断和控制运动强度。简单地说，我们运动时的感觉"有一点儿累"并"微微出汗"这个强度对大多数人来说都是比较合适的，更准确的判断方法是这样的，你在运动时能比较顺畅地说出 3~5 个字的句子，如"我挺好"，"我骑得快"，表明强度适宜。如果你要在运动时还能吹口哨或唱歌，那就说明你的运动强度太低了。而如果你已经不能顺畅地说出一句话，那就说明运动强度太大了。

运动频率

在刚开始运动时，最好隔日运动，在逐渐适应后再逐渐增加运动频率。成人一周 3~5 次的运动频率是比较合适的。

有氧运动与无氧运动

运动分为有氧运动与无氧运动两大类。有氧运动和无氧运动都可以提高人体的免疫力。但是，相对而言，有氧运动要比无氧运动对于机体免疫力的提高，有更好的作用。可以有氧运动和无氧运动相结合，以有氧运动为主。

何谓有氧运动、无氧运动

有氧运动是指人体在氧气充分供应的情况下进行的体育锻炼。即在运动过程中，人体吸入的氧气与消耗的氧气相等，达到生理上的平衡状态。常常是维持时间较长、中低强度的运动。有氧运动包括快步走、游泳、跑步、骑自行车、跳舞、打篮球等。

无氧运动也叫力量训练，相对而言，无氧运动是指肌肉在"缺氧"的状态下高强度地运动。运动时氧气的摄取量非常低，由于速度过快及爆发力过猛，人体内的糖分来不及经过氧气分解，而不得不依靠"无氧供能"。无氧运动包括举铁、投掷、哑铃、举重、卷腹、拔河、俯卧撑等。

二者没有绝对的界限

有氧运动和无氧运动并没有绝对的界限。人在运动时，不会从一种代谢状态突然转换到另一种状态，多数情况下二者是重叠存在的，只不过强度小时多为有氧代谢主导，强度大时多为无氧代谢主导。

有氧运动与无氧运动的区别

区别	有氧运动	无氧运动
运动强度	中低	高
心率	为最大心率值的 60%~80%	大于最大心率值的 90%
持续时间	30 分钟或以上	15~30 分钟
锻炼效果	减肥、调节心肺功能等	提高肌肉力量、爆发力等
能量来源	糖类、脂肪、少量蛋白质	糖类

健步走

——改善人的精神状态，调节免疫力

健步走是既简单又安全的有氧运动，可以促进全身的协调性和血液循环，改善人的精神状态，调节免疫力，提高抗病能力。健步走还是调整代谢的天然"药物"，它有助于促进代谢的正常化，可改善睡眠、调理失眠，更能让身体的免疫系统张弛有度。

提高功效的关键

健步走中遵循3、5、7原则，可以让你更好地享受步行的神奇功效，走出神采奕奕、自信健康的人生。

"3"指每天走3公里，走30分钟以上。

"5"指每周走5次。

"7"指运动后，心率＋年龄＝170左右为宜。

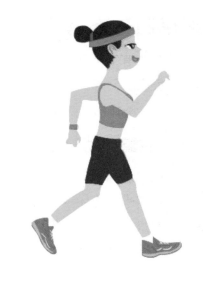

方法要记牢

普通步行法

行走的速度每分钟60~90步，每次20~40分钟，有利于大脑皮层的放松。适合中老年人、高血压、冠心病、脑出血后遗症、呼吸系统疾病者进行保健练习。

快速步行法

行走的速度每分钟90~120步，每次30~60分钟，能对心肺起到良好的刺激作用，每次可以消耗较多的热量，有助于减轻体重、降低血脂。适合身体相对健壮的老年人和有慢性关节炎、胃肠病等疾病者进行保健练习。

摩腹步行法

行走时两手旋转按摩腹部，每分钟 30~60 步，每走一步按腹一周，正转和反转交替进行，每次 3~5 分钟。适合有胃肠疾患的人进行保健练习。

摆臂步行法

行走时两臂前后做较大幅度的摆动，每分钟行走 60~90 步。适合有慢性气管炎、肺气肿、肩周炎、上下肢关节炎等疾病的人进行保健练习。

脚跟步行法

翘起脚尖用脚跟行走。可锻炼小腿前侧的伸肌群，刺激生殖泌尿反射区，有利于疏通三阳经，对调理肾脏疾病有一定的效果。但行走时间不宜太长，可快慢走交替进行。

跷脚步行法

两脚跟提起用前脚掌走路，主要受力部位为脚掌前部和踝关节。此法能醒脑宁神、调理肝气、滋肾补脾，适合失眠健忘、精神烦躁的人进行保健练习。

过独木桥法

即两脚在一条直线上行走，可锻炼平衡性和集中注意力的能力，能刺激足三阴经和足部反射区，起到和胃健脾、疏肝利胆、固肾壮腰的作用。适合容易疲劳、腰膝酸软者进行保健练习。

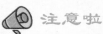 注意啦

❶ 健步走前应该全身心放松，适当地活动一下肢体，调匀呼吸，使呼吸平静而和缓，然后再从容展步。

❷ 最好不要在吃饭前后半小时内或者睡前进行健步走，以免影响消化和睡眠。

❸ 宜循序渐进，量力而行，做到形动而不疲，否则容易伤身体。

❹ 宜轻松，犹如闲庭信步之态，才能使百脉畅通，周身气血平和。

❺ 宜从容和缓，不宜匆忙。

慢跑

——增强体质，提高抵抗力

慢跑能增强体质，还能使血液中淋巴细胞、白细胞、巨噬细胞等明显增多，可起到提升免疫力的作用。另外，慢跑时能让人吸入比平常多几倍甚至几十倍的氧气，可增强免疫细胞吞噬功能，有助于免疫力减弱的老年人预防各种疾病。

提高功效的关键

慢跑时节奏的控制很重要。跑步的节奏尽量保持均匀，注意呼吸节奏，用鼻子吸气，嘴巴呼气，避免岔气。

慢跑的时间也有讲究，最佳跑步量为至少3天/周，15~20分钟/次。如果想要达到更佳的锻炼效果，可增加到45~60分钟/次。最重要的是长期坚持，不要三天打鱼两天晒网。

方法要记牢

慢跑时头部要保持正直，双眼注视前方。双手自然放松，拳头不要握得太紧，也可以张开五指，掌心向内。肩部放松，保持灵活，按身体的轴心自然摆动。呼吸时要伸展背部，挺胸沉胯。向下（后）摆臂的时候到腰际附近，向上（前）摆臂的时候到胸线（两个乳头连线就是胸线）的位置。臀部要微屈，放松臀部肌肉，让臀部随身体自然摆动。双脚落地要轻快，"下脚"过重会增加骨骼的负担。

初参加锻炼及年老体弱者也可以采用跑走交替的运动。一种是先走后跑，即走1分钟跑1分钟，交替进行，每隔2周可调整增加一次运动量，缩短走的时间，增加跑的时间。另一种是由走开始锻炼，身体的适应能力增强后，再渐渐过渡到由慢跑代替步行，每次运动20~30分钟，每周不少于4次。

 注意啦

❶ 跑前要进行身体检查，确定是否患有不宜跑步的禁忌证。

❷ 不要空腹跑步，容易出现低血糖，增加心脏负担，发生心律不齐、昏厥等情况。

❸ 慢跑前应做5~10分钟的热身运动，放松一下膝关节和脚踝，做些缓慢的深蹲或简单的伸展动作。

❹ 大雾或雾霾天应停止户外跑步，以免跑步时吸入含污染物的空气，引起呼吸道疾病和过敏反应。

健身操

——强身健体又提升气质

健身操是良好的全身运动和有氧运动，可以锻炼习练者全身，运动量也不大，能有效改善头部血液循环，减轻颈椎病的症状，尤其适合居家锻炼以及办公室锻炼。既能增强体质，又能愉悦心情，对提高免疫力大有帮助。

提高功效的关键

角度到位。做我们所能做到的稳固舒适的姿势。只要要领正确，我们能做到不引起我们受伤的、舒适的角度，那个角度必须是舒适而稳固的，就是到位的姿势。

呼吸到位。不管做的是什么健身操，呼吸都应是平稳的，深长自然的。

方法要记牢

下蹲操

两腿分开略比肩宽，挺胸收腹，双眼平视，自然站立。双臂前伸，松腰、屈膝，慢慢下蹲，上身尽量保持平直，保持此姿势10秒钟。两手收回，又腰缓慢起身。重复做1~2分钟即可。每天可做数次。

颤抖操

两脚分开站立，与肩同宽，双腿微屈，两手抱腹或下垂握空拳，全身放松，两眼微闭。上身随膝关节一伸一屈有节奏地颤抖200次或持续15分钟，至全身微微出汗即可。

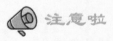 注意啦

❶ 应穿合身透汗的棉质类服装，穿鞋底柔软、弹性好的运动鞋。

❷ 饭后不宜立即跳健身操，最好饭后半小时再跳，不然容易引起恶心、腹痛等不适。

太极拳

——对免疫力有特殊作用

中医认为：流水不腐，户枢不蠹。太极拳的动作柔和缓慢，能起到按摩五脏六腑的作用，能加快内脏的血液循环，让各脏器及时地更新新鲜的血液。气血运行得好，垃圾沉淀不了，不容易气滞血瘀，就不会导致癥瘕积聚，就不易生病。另外，长期打太极拳可疏通经络、平衡阴阳，从而提高抗病的能力和机体免疫力，降低疾病发生的危险。

提高功效的关键

练太极拳时思想应安静集中，专心引导动作，呼吸平稳，深匀自然，不可勉强憋气。同时身体保持舒松自然，不偏不倚，动作如行云流水，轻柔匀缓。

太极拳的动作要领是虚灵顶劲、含胸拔背、松腰敛臀、沉肩坠肘、舒指坐腕、尾闾中正。

十字手

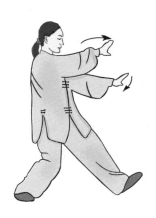

1 重心右移，上身右转，左脚尖翘起。右手掌向右划弧。

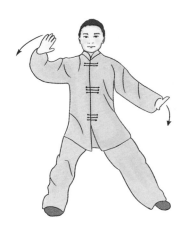

2 身体向右转，左脚内扣。左手分于身体左侧，右手随身体摆至身体右侧；双手左右平举于身体两侧，两肘略屈。

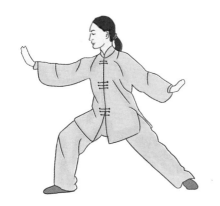

3 右脚外展，脚尖朝右。右手掌继续向右划弧。

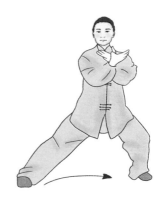

4 重心左移，右脚尖内扣，上身左转。双掌向下、向内划弧，在腹前两腕相交；两掌合抱，举至胸前，右手掌在外，双手掌心均斜向内。眼看前方。

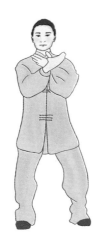

5 右脚内收，两脚间距与肩同宽，脚尖朝前，成开立步；随即上身转正。双掌交叉成斜十字形抱于身前，掌心朝内，高与肩平。眼看前方。

 注意啦

❶ 春、夏、秋三季最好在庭院、公园、树林、河边等空气清新和安静的场所练习，冬季寒冷最好在室内练习。

❷ 在户外练习时，要避免在过堂风、雾雨、大风中进行。

❸ 上衣和裤子不宜穿得过紧，裤带也要扣得宽紧适度。

❹ 不宜穿太紧或太宽松的鞋子。

❺ 练习前一定要做准备活动，如伸展、弯腰、下蹲等，否则容易引起扭伤等。

❻ 饱食后不宜立即练习。

跳跃

——激发人体各系统活力

跳跃能增强人体心血管、呼吸和神经系统的功能，可以预防如糖尿病、关节炎、肥胖症、骨质疏松症、高血压病、肌肉萎缩、高脂血症、失眠症、抑郁症、更年期综合征等多种疾病。坚持每天跳一跳，可以改善新陈代谢，提高免疫力，使身体不容易生病。

提高功效的关键

要想达到好的健身效果，建议每周跳 3~5 次，每次 30 分钟即可。由于跳跃运动对下肢关节的冲击力较大，其间应安排 1~2 次休息，强度控制在心率 120~130 次/分钟或身体略微出汗为宜。

方法要记牢

开合跳

取站姿，手臂用力绷直，收紧腰腹，用肩部的力量抬臂，用背部的力量下压手臂，用手臂带动身体的跳跃。起跳时，屈膝下蹲，腰与水平面呈 30~50 度，两脚开合跳跃，前脚掌用力蹬地同时两臂向上摆，落地时前脚掌先着地，然后迅速过渡到全脚掌，同时屈膝，小腿尽量放松，目视前方，不要低头或仰头。跳跃时配合呼吸，手臂上抬时吸气，手臂下落时呼气。

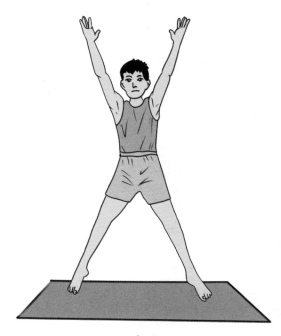

开合跳

波比跳

取站姿，两脚分开与肩同宽，俯身下蹲，两手撑地与肩同宽，同时两脚向后跳跃并伸直，屈肘，用手掌与前脚掌撑地；双手先推起上半身，然后将双腿快速向腹部收回，起身跳跃，两手在头顶击掌后迅速俯身下蹲。呼吸均匀，不要憋气，尽力向高处跳。

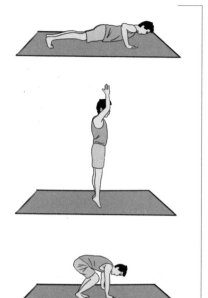

波比跳

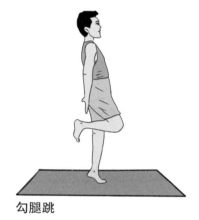

勾腿跳

勾腿跳

取站立姿势，背部挺直，两手背在身后，放在两侧的臀部位置，身体保持稳定，两腿交替向后屈膝跳跃，脚跟轻击同侧手掌内侧。

高抬腿交替跳

取站立姿势，收紧腰腹，前脚掌着地快速左右腿交替抬腿跳，随着抬腿节奏摆臂，背部保持挺直。

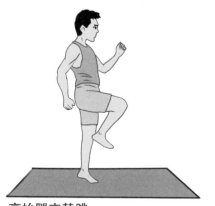

高抬腿交替跳

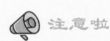

注意啦

❶ 跳前要热身，结束后要拉伸。

❷ 尽量不要在水泥地、瓷砖、大理石地面上跳，最好选择软硬适中的草坪、木质地板或橡胶操场。

❸ 刚起床、空腹状态下，或饭后半小时内不要跳，以免出现低血糖或消化不良；入睡前也不宜跳，以免神经兴奋造成入睡困难。

❹ 高血压、糖尿病、心脏病患者等，千万不要勉强做跳跃运动。

力量训练
——锻炼肌肉能增强抗病能力

力量训练有利于增加肌肉量，肌肉的多少与免疫系统的强弱有关。这是因为肌肉能储存免疫系统所需要的蛋白质及分泌免疫相关细胞激素。因此，当身体肌肉量不足或流失的时候，免疫系统的功能会随之下降。当肌肉量下降 10%，人体的免疫能力与染病风险开始增加；肌肉量下降 30%，患重症的几率会大幅提升；肌肉量下降超过 40% 时，感染肺炎、造成死亡的风险将大幅提升。

提高功效的关键

训练顺序应由大到小。一般应按照"先练大肌肉群、再练小肌肉群"的顺序来进行力量训练。大肌肉群，一般是指胸部肌群、背部肌群、大腿肌群和臀部肌群等。小肌肉群包括手臂肌肉、肩部肌肉、小腿肌肉、腰腹部肌肉等。

动作要尽可能"全幅度"。全幅度原则是指每次训练都要完整地完成整个动作。所有关节周围的肌肉群都应得到充分锻炼。

方法要记牢

跪姿后抬腿
（下肢肌群力量训练）

双手双膝着地，双手分开与肩同宽，双膝分开与髋同宽，保持脊柱稳定不动，左腿伸直向上抬，慢慢回落，右腿重复同样的动作，双腿交替练习。每组练 8~12 次，每侧练习 3~5 组。

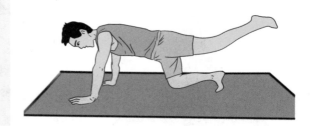

平板支撑
（核心肌群力量训练）

取俯卧位，屈肘放在垫子上，双臂分开与肩同宽；两腿伸直，用前脚掌撑地；将身体撑离地面，保持头、肩、髋、膝、踝呈一条直线。逐渐增加此动作保持的时间。

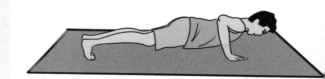

肘部屈曲
（肘部肌群力量训练）

取站立姿势，将弹力带中部踩在双脚下，肘关节伸直，两手抓住弹力带的两端，肘关节对抗弹力带阻力屈曲（屈肘时上臂要夹紧胸壁），保持3秒，再缓慢回到开始的位置。重复做10次，练习5~6组。从阻力值小的弹力带开始练习，练习一段时间适应后可换成阻力值大的弹力带，逐渐提高阻力。

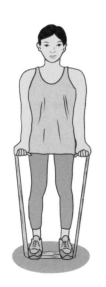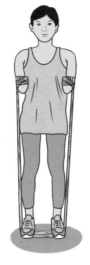

侧平举
（肩部肌群力量训练）

取站姿或坐姿，两手分别握住哑铃或装满水的瓶子等重物，肘部伸直，两臂从两侧抬起至平行于地面，再缓慢回到开始的位置。重复做8~12次，练习3~5组。

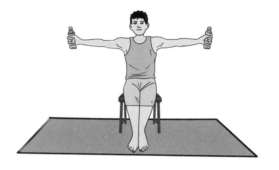

📢 注意啦

❶ 建议每周进行3天的力量训练，但每次不要超过1个小时。

❷ 在增大训练强度时遵守渐增超负荷原则，可以有效提升训练效果。

❸ 训练时注意别屏气，应采取"发力的过程呼气、放松的阶段吸气"的方法。

❸ 力量训练后可适当增加蛋白质的摄入。

睡眠好，免疫力会更好

睡眠好坏直接影响免疫力

睡眠质量较好的人血液中的 B 淋巴细胞和 T 淋巴细胞均明显高于睡眠质量差的人。而这两种淋巴细胞是人体内免疫功能的主力军。

睡眠的质量标准

- 进入睡眠的时间短，在 10 分钟左右。
- 睡眠深，不容易惊醒，不起夜或少起夜，梦醒后很容易忘记。
- 起床快，早晨起床后精神好，头脑清醒，不容易疲劳。
- 睡眠时间因人而异，并无绝对。一般成年人 6~9 小时，老年人和小孩的睡眠时间应长一些。也有少数人睡眠时间较少，但只要不感觉疲劳，精神状态不错，就属于正常。

什么是失眠

简单地说，失眠是睡眠障碍中的一种。
具体表现：

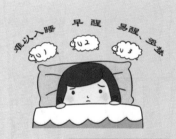

难以入睡

即翻来覆去睡不着，烦躁不安，到了很晚或深更半夜才入睡，有时可能一夜都难以入睡。

早醒

即入睡并不困难，但很快就会醒，一般 2～3 小时，之后就很难睡着了，或表现为似睡非睡的状态。

易醒、多梦

即睡眠时很容易被惊醒，反复多次，或一夜都在做梦，甚至是很恐怖的噩梦，严重影响睡眠质量。

以上表现为睡眠时间明显减少和质量下降。如果是由于短期而突发的工作不顺等精神因素刺激引起的 3 周以内的短期失眠，事情一旦过去，失眠也会慢慢消失。如果失眠超过 3 周，即为真正的长期失眠，需要引起重视。

午睡能增强人体自愈力

有午睡习惯的人，其体内 T 淋巴细胞和 B 淋巴细胞的水平会得到显著提高。这两种细胞是人体免疫系统分泌的强力免疫细胞，这表明人体的免疫力在不断提升，患病概率就会降低。体力较差的人群，如果每天养成适量午睡的好习惯，有助于提升免疫力，增强抗病能力。

同时，人在午睡的时候，身体会自动开启免疫修复的能力，可以使细胞变得更有活力，年轻的细胞会进行自然分裂，这证明，如果能养成每天午睡的习惯，身体的自愈能力会大大增强，这样就能使我们的健康水平得到提高。

怎样午睡才健康

不要饭后即睡

因为刚吃完午饭，胃内充满食物，消化机能正处于运动状态，这时立即午睡会影响肠胃的消化，不利于食物的吸收，长期这样容易引起胃病，同时也影响午睡的质量。

注意睡姿

正确的午睡姿势是将裤带放松，以向右侧卧、两膝微屈为主。这样睡心脏不受挤压，两膝微屈可使肌肉放松，便于胃肠的蠕动，有助于消化。尽量不要直接趴在桌上睡午觉，时间长了容易导致颈椎变形，颈部肌肉疲劳，引发颈椎病。

午睡时间不要过长

午睡过长醒后会昏昏沉沉，影响下午工作或学习，还会造成夜里失眠。午休或午休时间以0.5~1小时为宜。

这三类人午睡有讲究

1 体重超标 20% 者

午睡易使肥胖加剧，不妨改在午饭前睡 20~30 分钟。

2 低血压者

对于低血压的人而言，午睡时血流速度缓慢，本身黏稠度高的血液易在血管壁上形成血栓，诱发中风危险。低血压者午睡的时间不宜长，最好以半小时为宜。

3 血液循环系统有严重障碍

尤其是因脑血管问题而经常头晕的人。饱餐后血液涌向消化道，皮肤、消化道纷纷与大脑争血，此时便有发生脑血管意外的风险。这类人群最好在餐前或餐后半小时后，喝杯白开水再午睡，这样午睡能减少脑血管意外的风险。

助眠药枕，睡出免疫力

助眠药枕是指将中药材加工整理以后，装入枕芯中或者做成薄型药袋置于普通枕头上，睡时枕用的一种免疫养生法。是借助人体头部与药枕长时间接触，中药材的有效成分通过皮肤、呼吸进入人体，并同时刺激头颈部穴位，通过经络的传导作用，调整机体的气血阴阳平衡和脏腑生理机能，达到安神定志、促进睡眠、祛病提升免疫力的目的。

制作的药枕大小和厚度要合适，不同的药枕有不同的使用范围，选用的装填物要对症，要根据中医辨证结果正确选择药枕，不能不加分析地乱用，最好在中医的指导下进行。

助眠药枕每天至少要枕用 6 小时以上，由于其显效较慢，常需数天或更长的时间才能见效，所以使用助眠药枕不能急于求成，要有耐心。

使用助眠药枕后若出现头晕头痛、恶心呕吐、皮肤潮红发痒、荨麻疹等症状，应停止使用，孕妇不宜使用。

每晚枕用后应用塑料袋装好密封存放，防止有效成分散发，并置于阴凉干燥处存放，以防霉变。一般枕 2~3 周后，应放在阳光下晾晒 1 次，每次晒 1 小时左右。每隔 15 天换药一次。

益神枕

【原料】橘叶、桑叶、绿豆叶、菊花、龙胆草、地骨皮、草决明各 150 克。

【用法】将上述原料分别晒干或烘干，粉为粗末，混合均匀后用纱布包裹缝好，装入枕芯，制成药枕。

【功效】清肝泻热，养阴安神。

【适应证】阴虚火旺型、肝郁化火型失眠。

蚕沙枕

【原料】蚕沙适量。

【用法】将蚕沙清理干净，研为粗末，装入枕芯，外用枕套，制成蚕沙药枕。

【功效】安神助眠。

【适应证】失眠。

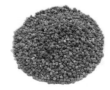

当归黑豆枕

【原料】当归 750 克，干黑豆 1000 克。

【用法】将当归晒干，捣为粗末，与黑豆混合均匀，用纱布包裹缝好，装入枕芯，制成药枕。

【功效】养心安神，补血活血，补肾益精。

【适应证】心胆气虚型、心脾两虚型失眠。

杞子芝麻枕

【原料】枸杞子 750 克，芝麻 500 克。

【用法】将枸杞子、芝麻分别晒干，混合均匀后用纱布包裹缝好，装入枕芯，制成杞子芝麻枕。

【功效】滋补肝肾，养血安神。

【适应证】失眠，尤其适合中医辨证属肝肾阴虚型、心脾两虚型、心肾不交型失眠者。

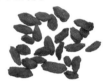

灯心草枕

【原料】灯心草 1000 克。

【用法】将灯心草烘干后制成粗末，用纱布包裹缝好，装入枕芯，制成药枕。

【功效】清心除烦，安神定志。

【适应证】心火偏亢型失眠。

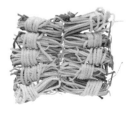

决明清肝枕

【原料】决明子、胎菊各 1000 克。

【用法】将决明子、胎菊分别晒干或烘干，混合均匀后用纱布包裹缝好，装入枕芯，制成药枕。

【功效】养心安神，清肝泻火。

【适应证】阴虚火旺型失眠。

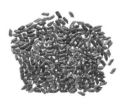

良好环境换来一夜安眠

睡眠环境也是影响睡眠质量的一大因素。我们可以从以下角度入手，营造良好的睡眠环境。

选择适宜的寝具

床铺：以在木板床上铺垫约 10 厘米厚的棉垫的软硬度为最佳。如果床铺软，会睡得比较累，腰也会感觉不舒服。相反，过硬的床舒适度欠佳，自然就会影响睡眠的质量。此外，床铺的面积宜宽大，长度最好比寝卧者身高长 20~30 厘米，宽度比寝卧者宽 30~40 厘米，这样，睡眠时有利于肢体自由伸缩活动，使血液流通，筋骨舒展，睡起来舒服，易于消除疲劳。床铺的高度应略偏低，高度在 40~50 厘米为好，以方便上下床，消除夜晚掉下床去的紧张感。

枕头：枕头的高度以躺卧时头与躯干保持水平为宜，也就是仰卧时枕高一拳、侧卧时枕高一拳半，约 6~9 厘米。枕头过高，会压迫颈动脉，使大脑血流量减少，引起脑缺氧，还会使颈部肌肉、韧带疲劳，造成肢体麻木、疼痛；枕头过低，脑部血液增多，血管充血，血管壁受压增大，会引起头晕发胀、颜面浮肿。枕头应该稍长一些，使人睡觉时可自由辗转反侧，保持睡眠姿势舒展和气血流通。枕芯以软硬度适中、透气性能好的为佳。

床单被褥：首选纯棉质地、轻柔、保暖、宽大、透气性好的；尽量选择不掉色的布料，避免刺激皮肤；床单被褥需要多准备几套，方便换洗。

保持适宜的室内温度和湿度

室温
20℃

湿度
60%左右

最有利于睡眠

研究证实，室温在 24℃ 以上或 18℃ 以下时睡眠会变浅，做梦和醒转次数会增多。如果室内比较干燥，可在暖气上放块湿毛巾或利用加湿器来提高室内湿度。如果天气太热，可以让电扇吹墙。

睡前避免情绪激动

睡前情绪激动会引起气血紊乱，容易导致失眠，还会对身体造成损害，睡前应力戒焦虑或情绪激动，特别是不宜大动肝火。很多人在睡前看一些比较激动的电视节目或者是书籍，或者是与人争吵，都会影响睡眠，出现入睡困难等情况。

避免噪声干扰

噪音比光线更容易影响睡眠的原因在于眼睛有眼睑，可以闭上，但耳朵随时都能听到外界的声音。

很多人觉得，噪音带来的负面影响只是当下的烦躁、精神无法集中等，但实际上，噪音对人体造成的危害超出想象！如果夜间睡眠长期被噪音干扰，会引起疲劳无力、记忆力衰退、脾气变差、神经衰弱、多梦、易惊醒、睡眠质量下降等，突然的噪音对睡眠的影响更为突出。

理想情况下睡眠时的环境噪声最好控制在 30 分贝及以下。一般来说，10~20 分贝是较为安静的，几乎感觉不到声音；20~40 分贝相当于轻声说话；40~60 分贝相当于普通室内谈话；60~70 分贝相当于大声喊叫；超过 70 分贝时就已经非常吵了。

想要避免噪音的干扰，只能改变我们的睡眠环境。然而大多数时候，很多人都只能面对现实，那就要在减少噪音干扰方面下点儿功夫了。如果你的室内门是空心的，请考虑用实心的门代替，因为实心的门可以作为防止刺耳声音的良好屏障。而要消除夜间持续发出的噪音时，耳塞可能是最有效的解决方案。

 睡觉时不要开灯

人体内有一种天然荷尔蒙——褪黑素，它可以促进睡眠、调节睡眠觉醒周期。它的分泌受光照影响，亮光下分泌量减少，使人睡眠较浅且容易惊醒，甚至引起失眠多梦；无光照时其分泌量增加，可让人昏昏欲睡。

关灯睡觉时，黑暗的环境可促进褪黑素的分泌，人的入睡时间缩短，能更快入睡；睡眠中觉醒的次数也明显减少，深睡阶段延长，睡眠质量更好。

睡眠时除了要关灯，还可以用遮光的厚窗帘来遮挡卧室外的光线，把室内发光的电子设备关掉，这些做法对打造一个黑暗的卧室环境，促进安稳睡眠起到不容忽视的作用。

应避免的睡眠坏习惯

睡眠与我们的生活息息相关，它既能使人精神焕发，但也会让人醒后感到身体不适。为了我们的身体健康，建议应避免以下不良的睡眠习惯：

1 手机放枕边睡觉

有的人为了通话方便，晚上睡觉时将手机放在枕边。手机产生的一系列无线电波会影响大脑皮层内部的血液量，从而引起脑电图的变化。尽管这些变化影响不是特别大，但对于本身就有失眠的人来说，会导致失眠症状更严重。再加上在睡眠过程中，手机铃声有可能突然响起，除了会影响睡眠质量，还会使人受到惊吓。

2 睡回笼觉

睡回笼觉会紊乱生物钟节律，在正常情况下，内分泌和五脏六腑的活动有一定的昼夜规律。生物规律能调节各种生理活动，让人们在白天有充沛的精力来面对工作和学习，到了晚上安稳睡眠。经常睡回笼觉会扰乱生物钟的节律，让内分泌激素异常，导致精神不振和情绪低落。

3 女性戴胸罩睡觉

女性朋友每天戴胸罩最好不要超过8个小时，睡觉时建议脱掉胸罩，让紧绷了一天的乳房可以放松。其原因是长时间戴胸罩会影响乳房的血液循环和部分淋巴液的正常流通，久而久之容易患上乳腺疾病。所以，女性朋友晚上入睡，一定要记得为乳房"松绑"哦。

4 蒙头睡觉

会使空气不流通，导致被窝里的氧气不充足而使身体各器官得不到足够的氧气供应，还容易诱发做梦，而且常常是噩梦连连，人易从梦中惊醒。醒来后，人会感到头晕、乏力、胸闷、精神不振。

5 戴隐形眼镜睡觉

隐形眼镜覆盖在角膜上，无法接触空气，无论透氧多高的镜片，长时间佩戴眼镜都会因缺氧而无法正常代谢，造成抵抗力下降，产生视疲劳，容易引发干眼症，导致眼睛酸痒、异物感、干涩感等问题。隐形眼镜的镜片会吸附泪液中的脂质、蛋白质、胶原等，使其沉积在镜片表面，容易滋生细菌，产生角膜过敏反应、角膜水肿等问题。

提高睡眠质量的生活妙招

除了养成健康的睡眠习惯、营造良好的睡眠环境外，我们还可以通过下面几个生活妙招来改善睡眠质量。

睡前一小时洗澡

《睡眠医学评论》发表的一项研究称，睡前 1~2 个小时洗个热水澡能显著改善睡眠质量，而且仅需 10 分钟就能显著提高个体的整体睡眠效率，拥有更好的睡眠。

睡前用热水泡脚

睡前用 40℃ ~50℃的水泡脚，让水淹没脚踝部位，泡 10 分钟左右即可。泡脚时搓搓脚心，搓至脚心发热为止，能扩张局部血管，加快血液循环，提高睡眠质量，同时能改善神经衰弱和头晕、失眠多梦等问题。

听听轻松的音乐

睡前听 45 分钟轻松的音乐，能让你安睡一整夜。轻松的音乐能减轻交感神经的张力，减轻焦虑，平稳血压、心率和呼吸频率，同时通过放松肌张力和消除杂乱的思绪而起到助眠的作用。

睡前梳头

中医认为，头为"诸阳之首"，梳头等于"拿五经"，可以刺激头部穴位，起到疏通头皮经络、改善血液循环、促进新陈代谢的作用。睡前梳头可以预防失眠，有失眠困扰的人，可以每晚睡前用木梳梳头 5~10 分钟。

睡前散步

散步就是双脚散漫地、无拘无束地、自由自在地行走，似流动的溪水、如飘动的白云般轻松自然。睡觉前散步，有利于促进全身的气血循环，还可以借此舒缓情绪，利于睡眠，缓解失眠。睡前散步的时间最好控制在 10~30 分钟。

情绪佳，免疫力更强

心情好，免疫力才好

一切不利的影响因素中，最能让人致病的莫过于不良的情绪和恶劣的心境，如忧虑、沮丧、惧怕、贪求、怯懦、嫉妒和憎恨等。现代心理医学研究表明，一个人心情舒畅、精神愉悦，中枢神经系统处于最佳功能状态，那么，这个人的内脏及内分泌活动在中枢神经系统调节下处于平衡状态，整个机体协调，充满活力，人体抵抗疾病的免疫力也得到提高，身体自然也健康。

坏情绪摧毁免疫

现代心理免疫学研究表明，紧张、恐惧、疼痛、环境变化等外界刺激引起的不良心理刺激能够导致免疫功能紊乱，增加对疾病的易感性。当一个人受到抑郁、愤怒、焦虑、紧张、恐惧等情绪性应激，或低温、高温、中毒、感染、外伤、疼痛、过度疲劳等躯体性应激等不良刺激时，会使下丘脑 – 垂体 – 肾上腺皮质轴和交感神经 – 肾上腺髓质发生兴奋，促使肾上腺素、去甲肾上腺素等过量分泌，抑制免疫系统的功能，使抗体数量及淋巴细胞减少，从而导致免疫力下降。

好心情能治百病

现代医学研究证实，好的情绪，如愉悦、欢快、乐观、安全感、满足感、美感、理解感、荣誉感等，可使体内神经内分泌系统的功能协调平衡，分泌有益的生化物质，增强机体的抗病能力。

科学家曾做过这样一项试验，将几百名被试者安排在有 5 种呼吸道病毒的环境中隔离 7 天，结果发现，那些处于消极情绪状态的被试者比那些处于积极情绪的被试者更容易感染病毒，并引发更严重的疾病。

研究还表明，情绪愉悦可促使体内分泌有利于抗癌的物质，如干扰素 –1 可抑制儿童血管瘤和白血病的发生；肝细胞调节因子对肝癌、黑色素瘤及鳞癌细胞有抑制作用；抑瘤素 M 对黑色素瘤、肺癌、膀胱癌、乳腺癌、前列腺癌等均可起到抑制癌细胞增生的作用……

由此可见，知足常乐、豁达开朗的人具有较强的抵抗力，能积极预防疾病的发生。

心理健康的标准

淡泊人生，泰然处之

既了解自己，又接受自己，有自知之明，对自己的优缺点、能力和性格都能做出客观、恰当的评价；对自己不会提出苛刻的期望与要求；对自己的生活目标和理想也能定得切合实际。

接受他人，善与人处

乐于与人交往，不但能接受自我，也能接受他人，悦纳他人，能认可别人存在的重要性。同时也能为他人所理解，为他人和集体所接受，能与他人很好的沟通和交往，人际关系协调和谐；在与人相处时，积极的态度总是多于消极的态度。

情绪乐观，心境良好

心理健康的人开朗、乐观、愉快、满意等积极情绪状态总是占主导的，虽然也会有忧、愁、悲、怒等消极情绪，但很快就会过去；同时败不馁，喜不狂，谦不卑，自尊自重，在社会交往中既不妄自尊大，也不退缩畏惧；对无法得到的东西不过于贪求。

热爱生活，乐于工作

积极投身于生活，并在生活中尽情享受人生的乐趣。能从工作的成果中获得满足和激励，把工作看作是乐趣而不是负担。

人格完整，处事和谐

其人格能够完整、和谐、协调地表现出来；思考问题的方式是适中且合理的，待人接物能采取恰当灵活的态度，对外界的刺激不会有偏颇的情绪和行为反应，能够与社会的步调合拍，也能和集体融为一体。

正视现实，接受生活

能够面对现实，接受现实，不逃避现实；对周围的环境和事物能做出客观的认识和评价，能与现实环境保持良好的接触。同时，对自己的能力有充分的信心；对生活、学习和工作中的各种困难和挑战都能妥善处理。

智力正常，智商在 80 以上

智力正常是心理健康的重要标准，也是心理健康最基本的心理条件。智力是人的记忆力、观察力、思考力、操作能力和想象力的综合。智力发展水平与同龄人相当。一般常用智商测验智力发展的水平，智商低于 70 者为智力落后。

心理行为符合年龄特征

不同的年龄阶段，都有相对应的心理行为表现。人的心理健康也应与其年龄特征相吻合，具有与同龄多数人相符的心理行为特征。

适度缓解压力，增强身心免疫力

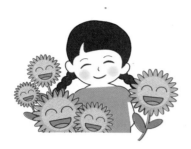

对现代人而言，生活压力大是非常普遍的问题。在竞争激烈的当今社会，生活节奏加快，工作异常紧张，人们无时无刻不在承受着来自各方面的压力。持续的压力常常使人的精神始终处于高度紧张状态，让免疫力变差，健康状况很容易亮起红灯。所以，适度缓解压力很有必要。

适度的压力对免疫力有益

轻度和中度压力能够帮助人体生成利于修复细胞的蛋白质，包括脑细胞，使它们以最好的状态工作。适度的压力会让人体开启防御模式，人体会产生额外的调节免疫系统的白介素，从而短暂提高免疫水平。此外，一个生物学研究团队通过动物实验也佐证了这一点，专家为小白鼠创造了轻微的压力环境，随后这些小白鼠体内的多种免疫细胞的数目都发生了大幅增长。简单地说，凡是短期的、刺激不大的、最终给人带来成就感的压力，都是对免疫力有益的压力。

压力过大易导致免疫力低下

过大的压力会蓄积不良的情绪，妨碍人的心理健康。持续不断的压力，使人的大脑长期处于高度紧张状态，长期得不到充分休息，影响自主神经和内分泌系统，导致人体内分泌失调、电解质紊乱、生物钟混乱、胃肠功能低下、心律不齐，种下疾病的祸根。心理压力过大可降低机体的免疫功能，增加疾病的发生率和感染率。长期心理压力过大使机体一直处于高应激状态，导致人体内儿茶酚胺长期增加，反应增强，影响机体的免疫功能。

心理压力的征兆

一个人有压力通常表现为身体和行为两方面的变化，具体反应因人而异。可以通过以下几条常见的心理压力征兆进行自我识别：

- 颈背部肌肉紧张或头痛。
- 食欲过盛或没有食欲。
- 睡眠障碍：神经衰弱，难以入睡或半夜醒来，经常做噩梦。
- 呼吸不自然，感到胸闷不适。
- 心跳过快，血压升高。
- 注意力难以集中。
- 皮肤过敏或湿疹。
- 举动反常，容易发火，攻击性强。
- 为琐碎小事与家人、同事争吵。
- 吸烟或饮酒过量。

如果你有 2 条以上的征兆，就意味着你可能处于压力之中了，可能需要采取相应的措施来调整。

 缓解压力的方法

只要有追求，就会有压力。当压力来袭时，下面这些简单的方法能快速、有效地缓解压力。

①回忆愉快的经历。国外一所大学的最新研究发现，压力较大时，回忆愉快的经历可以使皮质醇水平降低85%。可以翻阅手机视频或图片，回忆一下往日的开心时刻。

②吃点儿黑巧克力。黑巧克力可减轻人体对长期压力和短期压力的反应。吃黑巧克力之后，应激激素皮质醇和肾上腺素水平降低，压力感会明显减轻。

③拥抱自己所爱的人。拥抱会降低一些令人紧绷的应激激素的释放，相反，会促使多巴胺、内啡肽等愉悦激素的分泌。经常拥抱自己所爱的人，能起到预防某些疾病的作用。

④读几页最喜欢的书。阅读能让人暂时逃离现实世界的压力，可以使压力减轻 68%。另外，听听自己喜欢的音乐也有类似效果。

⑤深呼吸。感到压力时，人的呼吸会变得急促而紊乱。尝试用鼻子深吸一口气，然后从嘴里慢慢地呼出，持续这个动作 1 分钟。这样呼吸，有助于从紧绷的状态中放松下来。

⑥倾诉。找亲友谈谈自己遇到的压力，通过倾诉把不好的情绪发泄出来，也是缓解压力的好方法。

不同人群的自我心理调节要点

人不可能一直心情好。心理成熟的人不是没有负面情绪，而是善于调节和控制自己的情绪。如何调节和控制自己的情绪呢？不同人群的心理调节方法各有侧重才更有效。

青少年的心理调节

遇事要理智。青少年往往好强气盛，在日常的生活中容易出现过于强烈的情绪反应，每当此时，思维变得狭隘、情绪难以自控而失去理智。因此，青少年要学会理智调节，无论遇到什么事情，产生什么情绪，都要唤回理智，用理智的头脑分析并进行推理，找出产生不良情绪的原因，从而保持心理平衡。

合理宣泄情绪。要注意情感宣泄的对象、地点、场合、方式等，切不可任意宣泄，无端迁怒于他人或他物，造成不良后果。

自我鼓励。用一些哲理或名言名句安慰自己，鼓励自己与痛苦和逆境抗争。自娱自乐会改善心情。

培养良好的自我意识。应正确认识自己的特点，客观评价自己的能力，选择切实可行的生活目标，不断反省自己，调整现实与理想之间的差距。不然就容易产生心理冲突，影响心理健康。

中年人的心理调节

要不断充实自己。只有不断充实自己，积极准备，才能在机遇到来时，不会失之交臂，走向成功。

转移注意力。有意识地通过各种方法把注意力转移到自己喜欢做和感兴趣的事情上去，从而摆脱消极情绪的影响，使自己从不良的心理状态中解脱出来，这种方法对各年龄的人都会比较有效。

中年人要扮演好爱人、孩子和父母的角色。要有健康成熟的爱情观，保持理智的情感取向，夫妻之间互相尊重，维持和谐亲密的关系，确保家庭的幸福美满。对待老人要孝顺，对待孩子要关心，这样才能处理好家庭中各方面的事情，保证家庭的和谐，有助于减轻压力。

给自己定位。事业上，要注意给自己一个合适的定位，立足现实，认清自己，很好把握自己所做的工作，努力开拓，在稳妥中求发展。

保持心理健康。孕妇的心情会直接影响到胎儿的性格，因此，孕妇必须要保持心理健康才能让胎儿更快乐地成长。

听听音乐。音乐对人的心情有很好的调节作用。孕妇在怀孕期间，会感觉到压力很大，情绪也随之变得非常紧张。这个时候可以听一些舒缓的音乐，不仅能够缓解紧张的情绪，还能对宝宝起到很好的胎教作用。

为宝宝布置房间。可适当添一些婴儿用的物品，让那些可爱的小物件随时提醒你：一个生命即将来到你的身边！这会带给孕妈妈很大的幸福感。

出去走走。每天抽出半小时到家附近的宁静小路上散散步，心情会变得非常舒畅，尤其是美妙的鸟鸣声更能帮助你消除紧张情绪，使你深受感染而自得其乐。

记心情日记。在孕期，如果每天都写上一段日记，记录一下你每天的心情。这将使你的烦恼烟消云散，得到令人满意的"释放"。

消除恐惧与担忧心理。看一些有关怀孕与分娩方面的书，不要"捕风捉影"，相信产前检查，学会调控情绪。

人年老之后，退离了工作岗位，儿女又忙于工作无暇顾及老人的生活起居，老年人很容易产生抑郁等心理问题。那么老年人应该如何进行自我心理调节呢？

要学会自我宽解和自我安慰。老年人切莫因为衰老而产生自卑、自弃的心理。同时，要尽量保持平和的心态，不勉强自己做一些力不从心的事情，遇事要三思而后行，切莫心急气躁跟自己过不去。

寻找精神寄托。退休之后，很多老年人会有空虚无聊、孤独落寞之感，要消除这种情绪，最好的办法是结合自身实际情况选择一两项感兴趣的爱好作为精神寄托，充实自己的生活内容，比如读书、园艺、绘画、音乐、书法、旅游以及参加一些社会公益性活动等。还可以走出家门多结交朋友，使自己生活在群体的友爱之中。

焦虑自评量表（SAS）

　　该量表目前广泛应用于个体焦虑情绪的评定和粗筛，是由杜克大学教授庄（William W.K.Zung）于1971年编制的，该量表已成为心理咨询师、心理医生、精神科大夫最常用的心理测量工具之一。

　　下面有二十条文字，请仔细阅读每一条，根据你最近一个星期的实际感觉，选择适合的答案，最后把所得的分数相加即可。

	几乎一直有	常有	少有	没有或几乎没有
1. 我觉得比平常容易紧张和着急	4	3	2	1
2. 无缘无故地感到害怕	4	3	2	1
3. 心里容易烦乱或觉得惊恐	4	3	2	1
4. 觉得可能要发疯	4	3	2	1
5. 觉得一切都很好，不会发生什么不幸	1	2	3	4
6. 手和脚发抖、打颤	4	3	2	1
7. 为头痛、头颈痛、背痛而苦恼	4	3	2	1
8. 感觉自己容易衰弱和疲乏	4	3	2	1
9. 觉得心平气和，能安静地坐着	1	2	3	4
10. 心跳跳得很快	4	3	2	1
11. 为一阵阵头晕而苦恼	4	3	2	1
12. 晕倒过，或觉得要晕倒似的	4	3	2	1
13. 吸气呼气都感觉很容易	1	2	3	4
14. 手脚麻木、刺痛	4	3	2	1
15. 为消化不良和胃痛而苦恼	4	3	2	1
16. 总想小便	4	3	2	1
17. 双手常常是温暖干燥的	1	2	3	4
18. 脸红并发热	4	3	2	1
19. 容易入睡并且一夜睡得很好	1	2	3	4
20. 做噩梦	4	3	2	1

　　把20个题目的得分相加为粗分。粗分乘以1.25，四舍五入取整数，即得到标准分。若您的标准分低于50分，说明您心理状况正常，若超过50分说明有焦虑症状，分值越高，说明您的焦虑症状越严重，需要接受心理咨询，别让焦虑损害你的免疫系统。

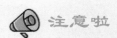

注意啦

注意！焦虑症状≠焦虑症

抑郁自评量表（SDS）

　　该量表目前广泛应用于个体抑郁情绪的评定和粗筛，是由杜克大学教授庄（William W.K.Zung）于 1965 年编制的，该量表具有较高的信度与效度，在临床上得到广泛的应用。

　　下面有二十条文字，请仔细阅读每一条，根据你最近一个星期的实际感觉，选择适合的答案，最后把所得的分数相加即可。

	绝大部分或全部时间	相当多时间	小部分时间	没有或很少时间
1. 感觉闷闷不乐，情绪低沉	4	3	2	1
2. 觉得一天之中早晨最好	1	2	3	4
3. 一阵阵地哭出来或是想哭	4	3	2	1
4. 晚上睡眠不好	4	3	2	1
5. 饭量和平时一样多	1	2	3	4
6. 与异性接触时和以往一样感觉愉快	1	2	3	4
7. 发现体重在下降	4	3	2	1
8. 经常便秘	4	3	2	1
9. 心跳比平时快	4	3	2	1
10. 无缘无故就感觉疲乏	4	3	2	1
11. 头脑和平时一样清楚	1	2	3	4
12. 觉得经常做的事情并没有困难	1	2	3	4
13. 觉得不安，平静不下来	4	3	2	1
14. 对将来抱有希望	1	2	3	4
15. 比平常更容易生气、激动	4	3	2	1
16. 感觉作出决定是容易的	1	2	3	4
17. 觉得自己是个有用的人，有人需要我	1	2	3	4
18. 自己的生活过得很有意思	1	2	3	4
19. 如果我死了别人会生活得更好	4	3	2	1
20. 平常感兴趣的事我仍然感兴趣	1	2	3	4

把 20 个题目的得分相加为粗分。粗分乘以 1.25，四舍五入取整数，即得到标准分。低于 53 分没有抑郁的烦恼。超过 53 分需要引起注意，分数越高，抑郁倾向越明显。超过 63 分应该及时拜访心理医生，别让抑郁损害你的免疫系统。

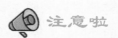 注意啦

注意！抑郁症状 ≠ 抑郁症

肠道强健，免疫力自然好

肠道是人体的免疫器官

肠道堪称身体"最劳累的器官"，每天不停地消化、吸收食物，来提供足够的养分，是人体的"营养生产中心"。其实它的功能还远不止这些，它还是人体内最大的微生态系统，人体微生态系统包括皮肤、口腔、胃肠道、泌尿四个微生态系统，而肠道微生物量占人体总微生物量的 78%，集结了人体 70% 以上的免疫细胞，成为维护人体健康的天然屏障，是人体"最大"的免疫器官。

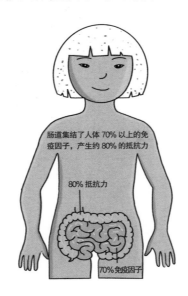

肠道集结了人体 70% 以上的免疫因子，可产生约 80% 的抵抗力！

肠道有人体最大的免疫细胞群体

肠道有人体 70% 以上的免疫细胞，抵挡着各种病毒的入侵。

人体的消化道免疫系统由肠道细菌、免疫细胞及免疫球蛋白（抗体）组成。人体肠道内的微生物中，超过 99% 的都是细菌，存活着超过 100 种不同种类的细菌；人体有 70% 以上的免疫细胞，如 B 细胞、T 细胞、巨噬细胞等集中在肠道；还有 70% 以上的免疫球蛋白分布在肠道。

肠道黏膜具有对抗潜在病原微生物入侵的生理屏障和免疫防线的双重作

用。肠道黏膜内含有丰富的淋巴组织，在这些淋巴组织中含有大量的肠黏膜上皮细胞、巨噬细胞、肥大细胞、嗜酸性细胞、抗原呈递细胞（Ape）、树突状细胞（DC细胞）、M细胞、K细胞、记忆B细胞和T细胞等。另外，在肠道黏膜上，还存在一种重要的物质——IgA（免疫球蛋白A），它能使一些毒素和病原体变得无害。这些细胞和组织相互作用，共同帮助人体抵抗有害菌的侵袭，维护肠道内的健康。

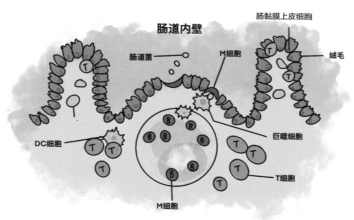

肠道内的免疫细胞

90% 的疾病都始于肠道

人的肠道有8~10米长，平均每隔3.5厘米就有一个弯折，肠道表面积大，接触外来细菌的机会最多。同时，人体99%的毒素是由肠道产生的，84%的致病菌是在肠道内滋生的。一旦肠道健康受损，疾病丛生。慢性病是以肠胃为中心，逐步形成并扩散到身体各个系统的，当其他系统出现病变时，肠胃是首先发生病变或进入疾病状态的。

说起衰老，很少有人会把它与"肠道"联系起来。实际上，肠道也有年龄，作为人体最忙碌的器官之一，它每天肩负着吸收营养、排泄废物等多项工作任务。有研究显示，人体90%的疾病与肠道不洁有关。此外，90%的疾病源于肠道衰老。通常来说，从55岁开始，人的肠道开始老化，最明显的症状就是便秘，同时还可能带来口臭、消化不良、肤色暗沉等多种影响。生理年龄引起的肠道老化只是一方面，偏食、暴饮暴食、睡眠障碍、排便不规律者，都是容易肠道早衰的人群。

菌群平衡 "肠" 安稳

肠道是座菌工厂。肠道里数以亿计的细菌，和人体有着密不可分的互利共生关系，而肠道菌群的组成，直接影响着每个人的健康。

与人体共生互利的肠道菌

人出生后，只需要几个小时，体内就会形成一个健壮、完善的小世界——肠道菌群。肠道菌群由 100 太（1 太 =1 万亿）个细菌"小兵"组成，它们能制造营养物质，指挥人体代谢，维持正常的免疫力，保证人体健康。

肠道菌群小介绍

数　　　量：100 太个细菌。

种　　　类：500 ~ 1000 个，常见的有双歧杆菌、乳酸菌、厌氧菌、肠埃希菌等。

根　据　地：肠道菌群主要存在于大肠和小肠中，以大肠为主。

第一根据地：结肠（菌群的工作场所，主要菌群的所在地）

第二根据地：盲肠（菌群的仓库，平衡菌群的地方）

肠道内的三种菌群

有益菌
双歧杆菌
乳杆菌等

条件致病菌
大肠埃希菌
链球菌等

有害菌
葡萄球菌
绿脓杆菌等

好的肠道菌和坏的肠道菌

在肠道菌群中，不但有对人体健康有益的菌群还有危害健康的菌群，即有益菌（益生菌）和有害菌。

肠道好、坏菌对比

	代表菌	对人体的作用
好的肠道菌	双歧杆菌、乳杆菌、拟杆菌、丙酸杆菌等	提高免疫力；促进维生素 D、铁和钙的吸收；促进维生素的合成；降低胆固醇和血脂
坏的肠道菌	金黄色葡萄球菌、痢疾志贺菌、伤寒沙门菌、产气荚膜杆菌、病原性大肠杆埃希菌等	排便不顺畅；使肠壁所具有的免疫力下降；再次吸收对身体有害的物质；产生硫化氢、氨水等有害物质

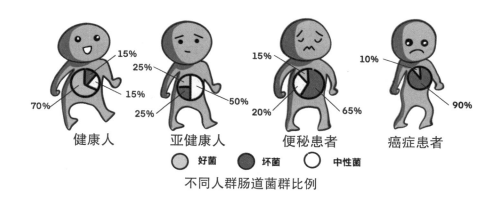

不同人群肠道菌群比例

平衡肠道菌群是关键

保护肠道健康，平衡肠道菌群是关键，如果肠道内的有益菌占多数，那么我们就能抵御很多有害微生物的侵害。

饮食是影响肠道菌群的重要因素。提倡富含膳食纤维的全面均衡的饮食结构，能够帮助提高肠道菌群的多样性，提高其抵御外来病原微生物的能力。世界卫生组织建议：每天需要补充 25 克膳食纤维。粗粮、蔬菜水果、豆类、菌藻等食物富含膳食纤维。

还要避免滥用抗生素。最后是保持良好的心态、积极运动对平衡肠道菌群也大有益处。

肠健康离不开好情绪

肠道健康跟情绪有很大关系。有的人生气时，可出现胸闷、腹胀、上腹痛等不适反应；当工作不顺心，精神压力大，与同事或家人争吵之后，或出现重大的突发事件时，往往没有食欲……导致出现上述反应的并不是藏在颅骨里的大脑，而是你的"另一个大脑"——肠道。

科学家对胃肠道神经进行深入研究后有两个重大发现。

第一个重大发现是肠神经系统的存在。有 1 亿多个神经细胞覆盖着整个胃肠道，从黏膜层、肌层直到浆膜层分布得密密麻麻，其总数仅次于大脑，被称为"肠脑"或"第二大脑"。它在胃肠壁内有自身的完整反射系统，简单地说，它可以不需经过大脑的命令而自行其是。对胃肠生理活动做出调节，并能将处置过程上传到大脑，影响大脑的活动。

第二个重大发现是肠道内有特殊细胞分泌与大脑内完全相同的肽类物质来完成肠神经系统的各种指令，使消化道分泌、消化、运动、压力甚至温度得到调控，以适应各种变化。脑内的肽类激素竟和远离大脑的肠内肽类激素完全相同，因此给了它们一个总称——脑肠肽。这样，胃肠道和大脑不但有"陆路交通"——自主神经系统，还有"水路通道"——脑肠肽。两者联系紧密，不仅能下达指令，也可上传命令，故称双向通道。

有两句忠告是胃肠病的"良药"：心态始终保持平衡，情绪始终保持稳定。

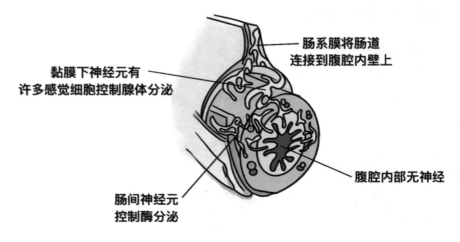

黏膜下神经元有
许多感觉细胞控制腺体分泌

肠系膜将肠道
连接到腹腔内壁上

腹腔内部无神经

肠间神经元
控制酶分泌

肠道中的神经元及其作用

测测你的肠龄

- 经常匆忙地吃早餐。
- 不吃早餐。
- 吃饭的时间不固定。
- 很少吃蔬菜、水果。
- 经常喝咖啡、可乐。
- 每周至少有 4 次在外用餐。
- 不喜欢喝酸奶或牛奶。
- 爱吃肉。
- 挑食，很多东西都不吃。
- 酒瘾、烟瘾很大。
- 看着比实际年龄老。
- 皮肤经常皲裂、起疹子。
- 总感觉有压力。
- 经常失眠，睡眠时间不够充足。
- 经常加班或熬夜。
- 经常感觉很郁闷、很苦恼，很少有开心的日子。
- 长期从事室内伏案工作，运动量很少。
- 大便时间不规律。
- 经常便秘。
- 总感觉大便没有排干净。
- 有口臭的毛病。
- 大便很硬。
- 大便呈球状。
- 有时会排出软便。
- 大便的颜色偏黑。
- 大便有恶臭。
- 排出的大便直接沉到马桶底部。

测试分析：

6 项或更少——肠道年龄 20 岁，肠道功能正常，肠道健康、有活力，保持得非常好。

7 ~ 11 项——肠道年龄 45 岁，肠道略老化，稍微调整一下，肠道的健康状况会更好。

12 ~ 16 项——肠道年龄 70 岁，肠道已经老化，必须多一点有益的改变才能让肠道保持健康。

17 项或更多——肠道年龄 95 岁，肠道极度老化，请积极养护肠道健康。

3 分钟超简单肠道活力操

消除胀气

这个动作的重点是上半身挺直摇晃扭转，能增强肠胃的蠕动与消化功能，促进淋巴液及血液的循环，有助于消除胀气，帮助排便，同时也能提高身体的免疫力，还有助于消除腹部脂肪。

1 坐 1/2 的座椅，两手抱拳放在胸部下方，手肘处约和胸部平行，吸气收小腹，做预备动作。

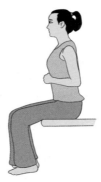

2 呼气，慢慢将身体往右侧扭转，保持此姿势 3 秒后，自然呼吸回到预备动作。接着吸气收小腹，再呼气往左侧扭转身体，保持此姿势 3 秒，再放松还原。每天重复做 20~30 回。

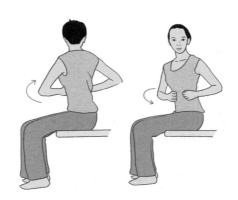

调节肠道机能

在工作或学习等日常生活中，利用空闲时间做这个简单的肠道运动，既能增加体内的新陈代谢率，调节肠道机能，促进多余废物排出，有效预防肠道老化，达到健胃整肠的功效，也能在工作、学习之余加点儿运动的乐趣。

1 取站立姿势，两脚微微打开。用力夹紧臀部肌肉，紧缩肛门，用力吸气，腹部往内缩，屏气停留约 5 秒，再呼气放松还原。此动作重复做 3 ~ 5 次。

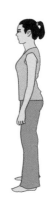

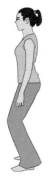

2 再换半蹲的姿势，膝盖弯曲，保持这个姿势 30 秒后，再放松还原。此动作重复做 3 ~ 5 次。

---

10 种增强肠道活力的运动

① 健步走　　　　⑥ 打太极拳

② 登山　　　　　⑦ 做瑜伽

③ 游泳　　　　　⑧ 做气功

④ 跳有氧舞蹈　　⑨ 摇呼啦圈

⑤ 骑自行车　　　⑩ 仰卧起坐

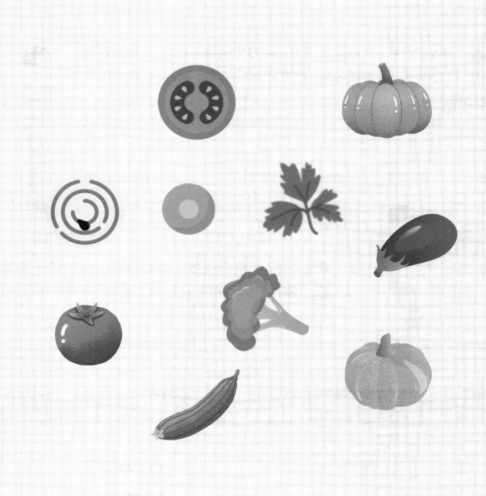

第三章

食物是最好的免疫剂
不可不知的明星食材

食物是"气血生化之源"，通过食物来获得健康的免疫力，能使脏腑功能旺盛，气血充足，使机体适应自然界的应变能力增强，抵御和防止病邪侵袭，即中医所讲的"正气存内，邪不可干"。如果饮食上不能保证充足的能量和营养，气血失去来源，无从化生，人体就会气血不足，免疫力下降，从而导致营养不良，难以抵御病邪的入侵。

洋葱

——抵御细菌病毒的侵袭，提高抗病能力

关键营养素

硒 黄酮醇 有机硫化物
槲皮素

🍲 推荐理由

　　洋葱富含的黄酮醇（类黄酮的一种）、有机硫化物（如大蒜素等）和槲皮素，对癌症有预防作用，食用洋葱的频率与患口腔癌、食道癌、喉癌、卵巢癌、前列腺癌、肾细胞癌风险成反比关系。洋葱还富含硒，硒是一种很强的抗氧化剂，能消除人体内的自由基，帮助人体抵御细菌病毒的侵袭，提高抗病能力。洋葱含有的植物杀菌素如大蒜素等，有较强的杀菌能力，可有效抵御流感病毒、预防感冒。此外，洋葱还有助消化，防便秘，控制血压、血糖等功效。

怎么吃功效加倍

　　洋葱切成片，每天吃饭时，就着饭吃上几片，这样就不感觉辣了。洋葱的营养价值较高，生吃不会破坏其中的营养成分。生吃洋葱最好选紫皮的，紫皮的洋葱更辣一些，说明硫化物含量更丰富，抗氧化的功效更好。但也要根据实际情况选择。

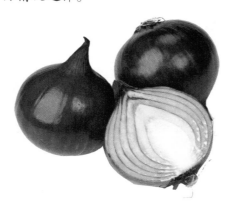

食用宜忌 *Yes or No?*

☑ 市面上常见的洋葱根据皮色可以分为白皮、黄皮和紫皮三种，从营养价值的角度评估，紫皮洋葱的营养更好。

☑ 洋葱的味道独特，可以增加人的食欲，在夏季很多人会出现食欲不振的情况，这个时候可以吃一点洋葱。

☒ 洋葱辛辣刺激，患有胃肠疾病的人应适量食用。

☒ 洋葱所含的辣味对眼睛有刺激作用，眼部有疾病的人最好别去切洋葱。

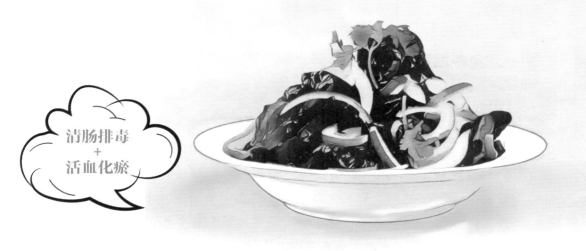

清肠排毒
+
活血化瘀

洋葱拌黑木耳

材　料

紫皮洋葱·····················1个　　米醋、生抽、盐、花椒油、辣椒

干黑木耳·····················5克　　油······················各适量

香菜·····················1棵

做　法

❶ 干黑木耳放入清水中浸泡 3~4 小时，去蒂，洗净，焯水，沥干水分；紫皮洋葱去蒂，撕掉外膜，洗净，切粗丝；香菜择洗干净，切成香菜碎。

❷ 取小碗，放入香菜碎、米醋、生抽、盐、花椒油、辣椒油，搅拌均匀，调成味汁。

❸ 洋葱丝和焯好的黑木耳放入盘中，淋入味汁拌匀即可。

胡萝卜

——对免疫器官和免疫细胞有保护作用

📢 推荐理由

国外营养学家的最新研究证实：每天吃两根胡萝卜，可使血中胆固醇降低 10%~20%；每天吃三根胡萝卜，对预防心血管病和肿瘤有较好的效果。胡萝卜含有丰富的胡萝卜素，胡萝卜素在人体内能转化成维生素 A，常吃胡萝卜可增强皮肤黏膜免疫第一道防线的屏障作用，能防御病毒、病菌等侵袭人体。胡萝卜素是强抗氧化剂，对免疫器官和免疫细胞有保护作用，可防止自由基损伤免疫系统。

🍊 怎么吃功效加倍

胡萝卜素因属脂溶性物质，只有在油脂中才能被很好的吸收。熟吃胡萝卜，并且在烹饪时接触到油脂，才能达到这样的效果。比如说，把胡萝卜蒸熟，直接食用，然后再喝一杯牛奶；或者吃个鸡蛋，或者吃些鱼肉，或者配合点用油炒的其他菜肴，其中都含有脂肪，就足够帮助胡萝卜素吸收了。胡萝卜炖肉也是一道家常菜，不需要加入额外的油，肉中天然存在的脂肪就可以促进胡萝卜素的吸收了。

食用宜忌 *Yes or No?*

☑ 不同烹调方式对胡萝卜素的保留率也有一定的影响。以水蒸法胡萝卜素保留率最高，为水煮的 1.2 倍，炒制的 2.5 倍，油炸的 3.3 倍。

☑ 春冬季胡萝卜的胡萝卜素含量也不相同，冬季大于春季的。

☒ 生吃胡萝卜不利于胡萝卜素的吸收，更不建议榨汁，这样会浪费有益健康的膳食纤维。

☒ 胡萝卜最好连皮吃，不然胡萝卜中的营养精华——胡萝卜素就被浪费掉了。

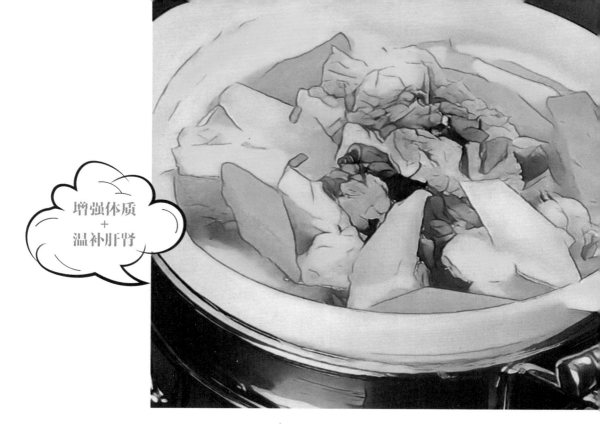

增强体质
+
温补肝肾

胡萝卜羊肉汤

材 料

胡萝卜……………………200 克　　香菜……………………1 小棵

羊肉………………………250 克　　葱段、姜片、胡椒粉…………各适量

山药………………………100 克　　盐、清水……………………各适量

做 法

① 羊肉洗净，切成小块；胡萝卜洗净，切滚刀块；山药去皮，洗净，切滚刀块；
香菜去蒂，洗净，切碎。

② 将羊肉块放入锅内，加适量清水，用大火煮沸，撇去浮沫，放入葱段、
姜片，用小火炖至羊肉酥烂，倒入胡萝卜块、山药块煮熟，加胡椒粉、
盐、香菜碎调味即可。

南瓜

—— 提高巨噬细胞吞噬细菌的能力

> **关键营养素**
> 南瓜多糖 果胶
> 胡萝卜素 硒

🍲 推荐理由

　　南瓜中的南瓜多糖是一种非特异性免疫增强剂，能促进细胞因子的生成，提高机体免疫力。南瓜中含有的果胶具有很好的吸附性，能吸附人体内的有害物质并排出体外。南瓜富含的胡萝卜素能在机体内转化为维生素 A，增强人体的免疫功能，提高巨噬细胞的活力，而巨噬细胞可以吞噬细菌和癌细胞。南瓜子含硒，硒是一种抗氧化剂，也是人体必需的微量营养元素，参与人体内多种内分泌的代谢活动，硒被吸收后与血浆蛋白结合，有助于增强免疫力，促进生长发育。

🍋 怎么吃功效加倍

　　1. 老南瓜钙、铁、胡萝卜素含量较高。嫩南瓜维生素 C 及葡萄糖含量比老南瓜丰富。

　　2. 南瓜宜选瓜肉颜色呈橙红橙黄的，瓜肉颜色越偏向橙红橙黄，其胡萝卜素的含量越高，营养价值越高。

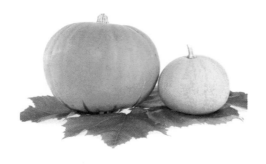

食用宜忌　　*Yes or No?*

☑ 南瓜吃太多，会摄取过量胡萝卜素，其沉积在表皮的角质层当中，会使前额、鼻子、眼睛周围、指甲旁、手掌、脚掌等皮肤呈现柠檬黄色，这种症状被称为胡萝卜素黄皮症。可将南瓜与其他蔬菜搭配在一起吃，隔一两天吃一次。如果想用南瓜当主食，每天不要超过一顿主食的量。

☒ 南瓜性温，吃多了会导致体内湿热加重，还容易上火，建议体质湿热、患有感染性皮肤病的人群应适量食用南瓜，不宜多吃。

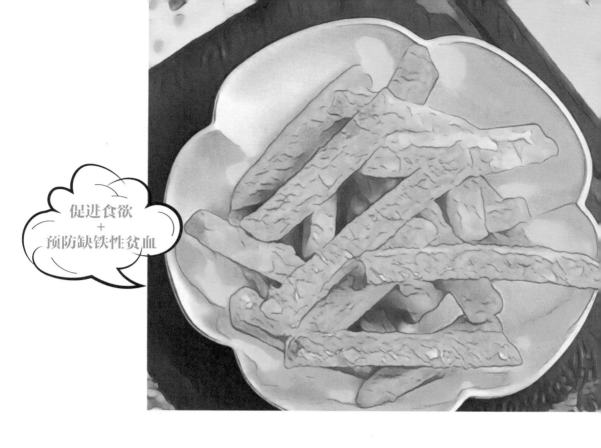

促进食欲
+
预防缺铁性贫血

咸蛋黄焗南瓜

材 料

南瓜······250 克
咸鸭蛋黄······3 个

植物油、盐、香葱碎、清水······各适量

做 法

❶ 南瓜去皮，除籽，洗净，切条，蒸熟；咸鸭蛋黄装入耐热的小碗中，蒸熟，碾碎。

❷ 炒锅置火上，倒植物油烧热，放入碾碎的咸鸭蛋黄翻炒均匀，加盐和适量清水，翻炒至起小泡，放入南瓜条翻炒至蛋黄均匀包裹住南瓜条，撒上香葱碎即可。

菜花

——降低雌激素水平，预防乳腺癌

关键营养素

胡萝卜素 维生素C

推荐理由

　　菜花是保健佳品，所含的多种维生素、膳食纤维、胡萝卜素、微量元素都对身体有益，其中所富含的维生素C，可提高人体细胞的免疫功能。国外的科学家研究发现：菜花中含有的"索弗拉芬"具有非常强的抗癌活性酶，可使细胞形成对抗外来致癌物侵蚀的膜，对防止多种癌症可起到积极的作用。国外研究还发现，菜花中含有多种衍生物，能降低雌激素水平，预防乳腺癌的发生。菜花已被各国营养学家列入人们的抗癌食谱。

怎么吃功效加倍

　　菜花更适合焯水后凉拌食用，可以避免高温加热中的营养损失。但需要注意的是，焯烫菜花的时间不宜太长，3~5分钟即可，这样才不会损失其营养成分。另外，食用菜花的时候应细嚼慢咽，这样更有利于吸收菜花中的营养。

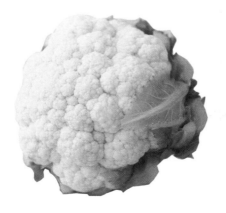

食用宜忌 *Yes or No?*

☑ 菜花尚有一定的清热解毒作用，更适合脾虚胃热、口臭烦渴者食用。

☑ 烹调之前，可将菜花放在淡盐水中浸泡几分钟，能有效去除菜虫和残留的农药。

☒ 一般不建议把菜花和黄瓜搭配在一起烹调，因为黄瓜中含有维生素C分解酶，容易破坏菜花中的维生素C。

☒ 菜花宜在烹调前再切，切好的菜花不宜久放，春秋季节在常温下放置6小时后，其抗癌成分的损失率可达75%。

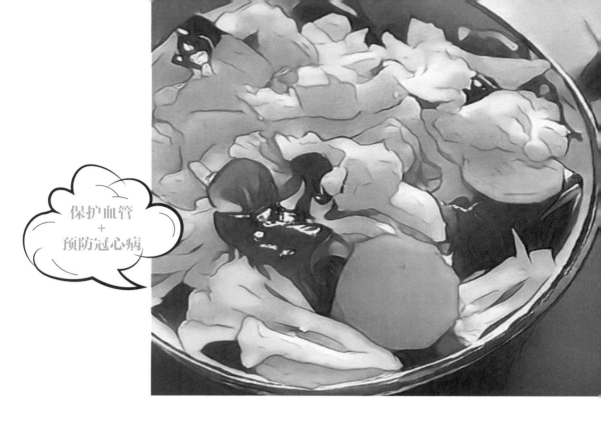

保护血管
+
预防冠心病

菜花炒胡萝卜木耳

材 料

菜花……………………300 克
胡萝卜…………………半根
干黑木耳………………5 克

葱花、姜片、盐、鲜味酱油、植物油、
清水………………………各适量

做 法

❶ 干黑木耳放入清水中浸泡 3~4 小时，去蒂，洗净，焯水，沥干水分；菜花放入淡盐水中浸泡 5 分钟，然后择洗干净，掰成小朵；胡萝卜去蒂，洗净，切片。

❷ 炒锅置火上烧热，倒入适量植物油，加葱花、姜片炒香，放入菜花、胡萝卜、黑木耳翻炒均匀，加适量清水，烧开后转小火烧至菜花熟透，加盐和鲜味酱油调味即可。

大白菜

——提高免疫力的"平民蔬菜"

关键营养素
维生素 C　胡萝卜素
膳食纤维　锌
吲哚 –3– 甲醇

📖 推荐理由

　　大白菜所含有的胡萝卜素、维生素 C、锌等营养物质，对肠道健康和免疫力的提高都有很大帮助。大白菜含水量丰富，而且富含膳食纤维，不但具有润肠通便的作用，同时还有助于预防肠癌。另外，国外的一家激素研究所研究发现，大白菜中所含的吲哚 –3– 甲醇，它能够帮助分解与乳腺癌相关联的雌激素，从而起到预防乳腺疾病的作用。

🍊 怎么吃功效加倍

　　大白菜中的维生素 C 相对容易损失，为了更大程度地保护大白菜中的维生素 C，尽量食用新鲜的大白菜，烹调前要先洗再切，尽量用手撕不用刀切，以减少切面与空气接触而氧化。大白菜切好后不宜再入水洗涤，不然水溶性的维生素 C 易通过切口大量流失。大白菜宜用旺火急炒，适当加些醋调味，既保护了维生素 C，又能让大白菜更好吃。

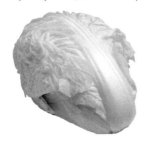

食用宜忌　*Yes or No?*

☑ 烹调大白菜前最好把菜叶一片一片剥下来清洗，因为大白菜在最初生长的时候叶片不是包卷在一起的，容易沾染灰尘等脏物。

☑ 经常吃些大白菜，补充钾元素的效果不逊色于香蕉。

☒ 大白菜性偏寒凉，胃寒腹痛、大便溏泻者应少吃。

☒ 用大白菜腌渍的酸菜由于其含盐量较高，烹调时最好不放或者少放盐，避免摄入过量的盐，清洗酸菜时也要注意去除盐分。

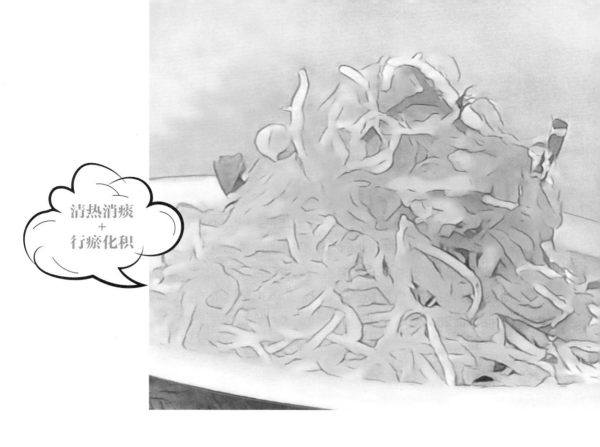

清热消痰
+
行瘀化积

白菜心拌海蜇

材　料

大白菜心、海蜇丝·············各150克　　蒜末、香菜末、盐、醋、白糖、

香油·································各适量

做　法

① 大白菜心择洗干净，切细丝；海蜇丝用水浸泡去咸味，洗净，沥干水分。

② 取大碗，放入大白菜丝和海蜇丝，加盐、醋、白糖、香油、蒜末、香菜末拌匀即可。

番茄

——富含天然抗氧化剂，可活化免疫细胞

推荐理由

番茄富含的番茄红素是一种抗氧化剂，其对有害游离基的抑制作用是维生素 E 的 10 倍左右。此前有研究发现，番茄红素可降低人患心脏病和癌症的风险。越来越多的证据表明，番茄红素可活化免疫细胞，保护吞噬细胞免受自身的氧化损伤，促进 T、B 淋巴细胞的增殖，刺激效应 T 细胞的功能，促进某些白介素产生及抑制炎症介质生成，增强机体免疫力。此外，番茄所富含的维生素 C，对人体免疫系统的健康也大有益处。

怎么吃功效加倍

番茄所富含的番茄红素是脂溶性维生素，番茄红素需要脂肪来促进其吸收，但并不一定非要把番茄炒着吃才能确保番茄红素的吸收，只要一餐当中有脂肪的摄入就可以。另外，在吃番茄的时候尽量细嚼慢咽，使其细胞壁完全破坏，才能充分吸收其中的番茄红素。

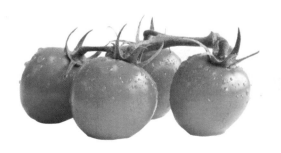

食用宜忌 *Yes or No?*

☑ 番茄熟吃的时候，番茄红素的利用率比较高，而生吃可以获得更多的维生素 C、钾和膳食纤维。

☑ 粉红色的番茄酸甜味儿淡，大个的红色番茄酸甜味道更浓郁。

☒ 空腹时最好不吃番茄，因为空腹时胃酸分泌量增多，再吃味道较酸的番茄，胃部容易出现不适感。

☒ 超市里售卖的番茄酱属于加工食品，可能存在钠含量偏高的情况，应尽量少吃。

☒ 菌痢及溃疡活动期的患者不宜食用番茄。

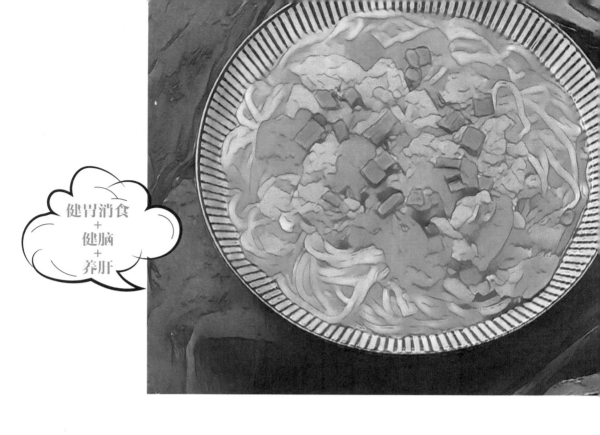

健胃消食
＋
健脑
＋
养肝

番茄鸡蛋打卤面

材 料

手擀面条·····················200 克   鸡蛋·····················2 个

番茄·····················2 个   植物油、葱丝、姜丝、盐、清水···各适量

做 法

❶ 将番茄洗净，切成滚刀块；鸡蛋磕入碗内，搅打均匀，用八成热的少许植物油炒熟。

❷ 炒锅置火上，倒入适量植物油烧热，加葱丝和姜丝爆出香味，下入番茄，小火烧至番茄熟软，放入盐和炒熟的鸡蛋翻炒均匀，制成番茄鸡蛋卤。

❸ 将煮锅置火上，倒入适量清水烧沸，下入手擀面条煮开，加清水少许，再煮开，将面条捞入碗内，加入番茄鸡蛋卤拌匀即可。

大蒜

——天然的植物广谱抗菌素

关键营养素

大蒜素

🔖 推荐理由

大蒜是天然的植物广谱抗菌素，其约含 2% 的大蒜素，对多种球菌、杆菌、致病真菌和病毒等都有抑制和杀灭作用；除了杀菌力强之外，大蒜素还能提高人体细胞的免疫功能、体液免疫功能，以及非特异性免疫功能，帮人体构筑一道天然的防护屏障，从而达到预防各类疾病的目的。另外，有一项持续跟踪 22 年的研究显示：长期食用大蒜能减少胃癌的发病率。

怎么吃功效加倍

大蒜中最宝贵的就是大蒜素了，但大蒜去皮后直接生吃或整瓣放入食物中烹调，都是吃不到大蒜素的。因为大蒜中的蒜氨酸和蒜酶都是独立的，只有把大蒜拍碎或捣碎，蒜氨酸和蒜酶才能结合成大蒜素，这样生吃大蒜非常利于人体对大蒜素的吸收。具体的做法是将大蒜拍碎后，暴露在空气中放置十分钟，有助于合成大蒜素。

食用宜忌 *Yes or No?*

☑ 胃不好的人想生吃大蒜，可以在炒菜临出锅时撒上蒜蓉，这样既去除了大蒜的辣味，又避免了大蒜素的损失。

☑ 和白皮蒜相比，紫皮蒜口感更辛辣，活性成分大蒜素的含量更多，抑菌效果也更强。

☒ 大蒜切忌空腹食用。

☒ 患有眼疾、肝病及腹泻者不宜食用大蒜。

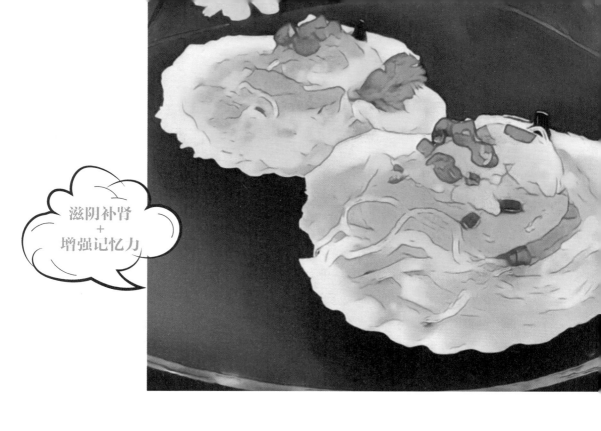

滋阴补肾
+
增强记忆力

蒜蓉蒸扇贝

材料

扇贝·······················4个

蒜蓉·······················100克

干粉丝·····················1小把

青椒粒、红椒粒、酱油、盐、植

物油·······················各适量

做 法

① 取出扇贝肉，洗净；留一扇贝壳，洗净，放入扇贝肉。

② 炒锅置火上，倒入植物油，待油温烧至五成热，放入蒜蓉炒成金黄色，加酱油、盐调成蒜蓉汁，盛出备用。

③ 干粉丝用温水泡软，洗净，绕成粉丝卷，放在扇贝肉上，淋上蒜蓉汁，撒上青、红椒粒，送入蒸锅，大火烧开后转小火蒸3~5分钟即可。

香菇

—— 对调节人体免疫平衡有益

推荐理由

香菇含有的香菇多糖能提高巨噬细胞的吞噬能力，增强淋巴细胞的转化率，提高抗体数量，避免细胞病变，促进受损细胞迅速修复，能起到增强剂和调节剂的作用，可有效增强体液免疫和细胞免疫功能，当免疫超常时，又能抑制超敏反应；动物实验表明，香菇含有的香菇多糖能增强小鼠的非特异性免疫、体液免疫以及红细胞免疫功能。香菇还含有大量的麦角甾醇，麦角甾醇在阳光照射后或进入人体后可转化为维生素 D，对调节人体免疫平衡有益。

怎么吃功效加倍

尽量吃干香菇。香菇富含的麦角甾醇，这种物质在阳光照射后可转变为维生素 D。营养实验显示，干香菇中维生素 D 的含量为蛋黄的 72%，远高于猪肉、牛肉等动物性食物。此外，干香菇还富含膳食纤维、钾、钙等营养素。

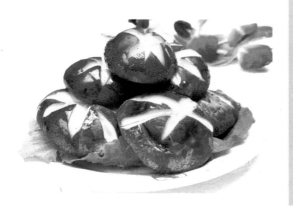

食用宜忌　*Yes or No?*

☑ 干香菇在烘干过程中会产生大量的芳香物质，香味更浓，适合与肉搭配在一起烹调；鲜香菇味淡，口感比较清爽，和素菜一起烹调更好。

☑ 香菇特别适合与鸡肉搭配在一起烹调，二者的鲜味成分能够强强联合，鲜上加鲜。

☒ 与其他蘑菇相比，香菇中的嘌呤含量较高，痛风患者应适量食用，不宜多吃。

☒ 泡发干香菇的时间不宜过久，以 20~40 分钟为佳，不然会使香菇的香味和营养有所流失。

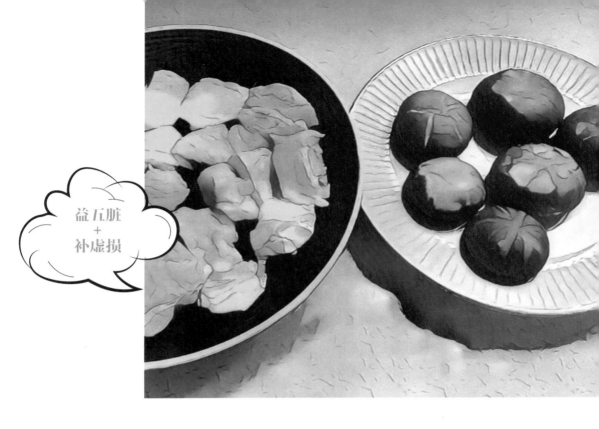

益五脏
+
补虚损

香菇烧鸡翅

材 料

鲜香菇·······················5 朵

鸡翅·······················400 克

青、红椒·······················200 克

葱花、姜片、酱油、大料、白糖、盐、

植物油、清水·····················各适量

做 法

1. 鲜香菇去蒂，洗净，切厚片；鸡翅洗净，煮熟；青、红椒洗净，去蒂除籽，切块。

2. 汤锅置火上，倒入适量清水烧开，分别放入香菇和鸡翅焯水，捞出，沥干水分。

3. 炒锅置火上烧热，倒入植物油，炒香葱花、姜片，放入鸡翅翻炒均匀，淋入酱油和适量清水，加大料和少许白糖，小火烧至鸡翅熟透，下入香菇和青、红椒块翻炒均匀，加盐调味即可。

黄豆

——调理免疫功能，增强免疫细胞活力

关键营养素

蛋白质 大豆皂苷
大豆异黄酮 钙

📖 推荐理由

黄豆富含的植物性蛋白质，是构建免疫系统的必需原料，适量常吃些黄豆有增强免疫力的作用；黄豆含有的植物性蛋白质还有降低胆固醇的作用，血液中多余的胆固醇被清除，有利于免疫细胞活力增强。黄豆中的大豆皂苷具有抗氧化的作用，能清除人体内自由基，还能抑制肿瘤细胞的生长，可使人体的免疫机能更健康。黄豆中富含的钙和植物雌激素——大豆异黄酮，能调理女性更年期骨质疏松。

怎么吃功效加倍

黄豆做成豆浆或豆腐食用是其最营养的吃法，因为整粒的黄豆不利于消化和营养吸收。另外，也可以食用发了芽的黄豆——黄豆芽，黄豆芽的胡萝卜素含量比黄豆要多 1~2 倍，维生素 B_2 可增加 2~4 倍，而维生素 B_{12} 是大豆的 10 倍左右；此外，黄豆中不含维生素 C，而芽苗中却富含维生素 C，氨基酸和矿物质的含量，也通过发芽被释放出来。

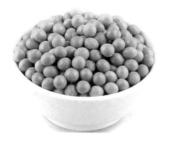

食用宜忌 *Yes or No?*

☑ 喝豆浆会腹胀的人，更适合吃些黄豆芽。

☒ 黄豆及豆制品应适量食用，不宜吃得过多，不然容易导致消化不良、腹胀。

☒ 打好的豆浆上总有一层泡沫，这层泡沫的成分是皂甙，皂甙容易起泡，它对消化道有一定的刺激作用，消化系统不好的人，喝豆浆前最好把上面的泡沫撇掉。

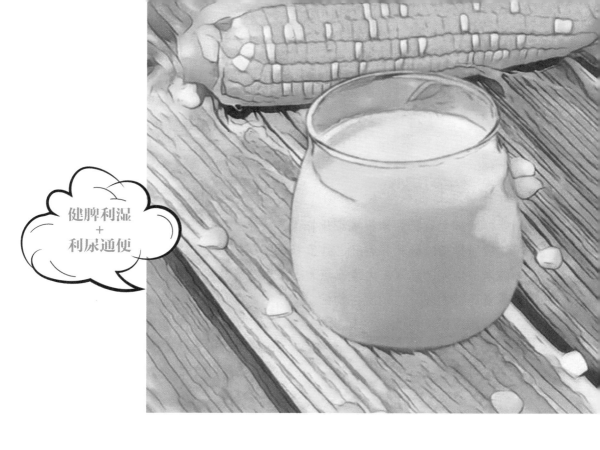

健脾利湿
+
利尿通便

玉米豆浆

材 料

干黄豆·······················30 克　　清水·······················适量
鲜玉米粒·····················60 克

做 法

❶ 干黄豆用清水浸泡 10~12 小时，洗净。

❷ 将鲜玉米粒和泡发好的黄豆放入豆浆机中，加清水到机体水位线间，接通电源，按下"五谷豆浆"启动键，煮至豆浆机提示豆浆做好即可。

全谷物

——可降低多种疾病的患病风险

🍲 推荐理由

所谓全谷物即未经精细化加工，或是虽经碾磨但仍保留了完整谷物粒所具备的胚乳、谷胚、谷皮和糊粉层的谷物。常见的全谷物包括糙米、全麦、黑米、大麦、燕麦、高粱等禾本科谷物，也包括荞麦、藜麦等谷物类。与精制谷物相比，全谷物能够更好地保留谷物中的膳食纤维、B 族维生素、矿物质、微量元素等，国内外大量研究证据表明，经常食用全谷物，心脏病发病率可降低 25%~36%、脑卒中发病率可降低约 37%，2 型糖尿病发病率可降低 21%~27%，结肠癌发病率可降低 21%~43%。

🍊 怎么吃功效加倍

全谷物因为它的膳食纤维含量非常高，所以消化起来较困难，另外，全谷物含有的植酸较多，如果摄入过多可与钙、铁、锌等元素结合从而降低这些矿物质的吸收。身体健康的成年人每天控制在 50 克到 150 克左右就行，7 岁以上的孩子每天吃 30 克为宜。

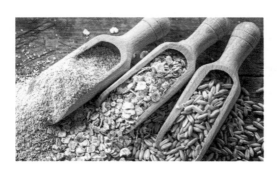

食用宜忌 *Yes or No?*

☑ 《中国居民膳食指南(2023)》建议，我国居民每天摄入谷薯类食物 250~400 克，其中全谷物和杂豆类 50~100 克。

☒ 不建议 6 岁以下的儿童吃全谷物，全谷物的颗粒纤维比较大，孩子的消化功能还没有达到可完全消化全谷物的阶段，容易给孩子的肠胃造成负担。

☒ 消化功能不太好的老人，腹泻和患有肠炎的人最好不要吃全谷物。

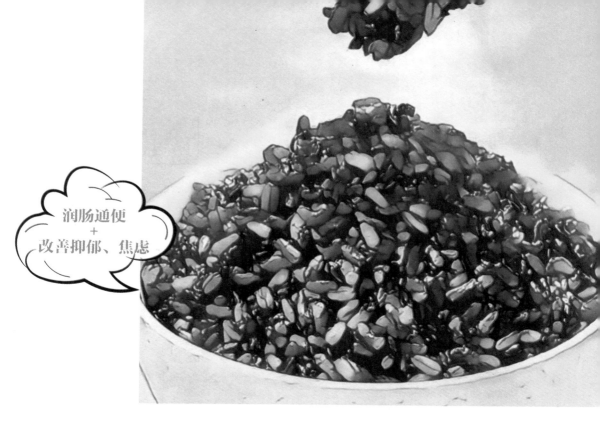

润肠通便
+
改善抑郁、焦虑

糙米饭

材 料

清水、大米、糙米……………各适量

做 法

1. 糙米淘洗干净，用清水浸泡 2~3 小时；大米淘洗干净，与糙米一同倒入电压力锅内胆中，加入没过米面两指腹的清水。

2. 盖好电压力锅的锅盖，选择蒸米饭键，蒸至提示米饭蒸好，自然泄气后再焖约 10 分钟即可。

柠檬

——增强吞噬细菌病毒的能力

关键营养素

维生素 C 类黄酮

推荐理由

柠檬富含维生素 C，维生素 C 能刺激免疫功能，能够增强吞噬细菌病毒的能力，有助于保护人体的免疫系统，帮助人体抵御外来的病原体。同时，柠檬还富含类黄酮，类黄酮是一种有效的抗氧化剂，抗氧化剂是保护细胞免受自由基损害的物质，有助于提高人体的抗病能力。

怎么吃功效加倍

柠檬的味道较酸，不适合直接生食，切片泡水是最简单且营养的吃法。用柠檬泡水，最好把柠檬切成薄片，越薄越好，这样泡水的时候其所含的维生素 C 和矿物质才能更好释放。另外，泡柠檬的水温也比较关键，用 40 度左右的温水来泡，不会破坏柠檬中的维生素 C，一般一次一片就够了。

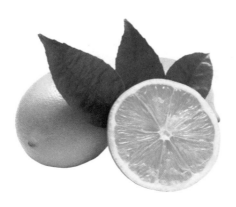

食用宜忌 *Yes or No?*

☑ 长圆形的柠檬品质最佳，另外还要看柠檬的"屁股"，应挑选结小、不突出且光滑的。

☑ 感冒初期喝点儿柠檬蜂蜜水，可以缓解咽喉肿痛的不适症状。

☑ 柠檬水尤其适合消化不良、维生素 C 缺乏者和高血压、心脏病患者饮用。

☒ 由于柠檬的 pH 值低达 2.5，胃酸过多者和胃溃疡者不宜饮用柠檬水。柠檬的酸度也会腐蚀牙釉质，有可能增加蛀牙的风险。

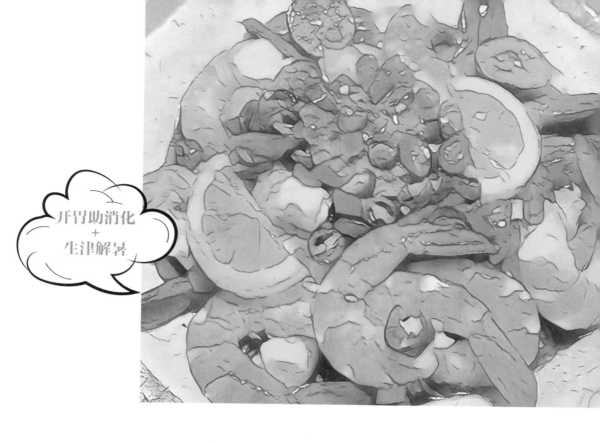

开胃助消化
+
生津解暑

柠檬酸辣虾

材 料

鲜虾······500 克
柠檬······1 个
洋葱······半个

小米椒、香菜末、蒜末、姜末、盐、
鲜味酱油、香油······各适量

做 法

❶ 鲜虾洗净，煮熟，去掉虾头和虾壳，挑去虾线，取虾肉备用；洋葱去蒂，
撕掉外膜，洗净，切丝；柠檬切薄片；小米椒洗净，去蒂，切小粒。

❷ 取小碗，加香菜末、蒜末、姜末、盐、鲜味酱油、香油、小米椒拌匀，制
成调味汁。

❸ 取盘，放入虾肉、柠檬片、洋葱丝，淋入调味汁拌匀，送入冰箱冷藏 1 小
时左右味道更佳。

蓝莓

——抗氧化能力强，有效抵御自由基的侵害

关键营养素

花青素 槲皮素 类黄酮
白藜芦醇 鞣花酸 钾

推荐理由

　　蓝莓是所有水果中抗氧化能力最强的，因为其含有丰富的花青素、儿茶素、槲皮素、山奈酚和其他类黄酮，紫檀芪和白藜芦醇，鞣花单宁和鞣花酸。蓝莓中的这些抗氧化物质，能激活免疫系统，使免疫球蛋白不受自由基的侵害，激活巨噬细胞，增强人体的免疫力。曾有研究人员发现，蓝莓中的紫檀芪能够和维生素 D 协同作用，提高免疫力，常吃蓝莓者比不常吃蓝莓者发生呼吸道感染的风险明显更小。

怎么吃功效加倍

　　尽量吃鲜蓝莓，洗净后直接生吃或榨汁后饮用。因为鲜蓝莓的果实比较娇嫩，不宜用力搓洗，野生的不用清洗，比较干净；种植的放在水里泡8~10分钟，其间用手多搅动几回，再换回水冲一下就行了。最大限度地不要破坏蓝莓鲜果果皮上的那层白色果粉为益，因为果粉、果皮内含花青素等高价值营养物质是最丰富的。

食用宜忌　　*Yes or No?*

☑ 蓝莓尤其适合心脏功能不佳者和心脏病患者食用。

☑ 蓝莓是一种偏凉性的水果，一般一天食用 20 粒左右就可以，不宜多吃。

☒ 蓝莓鲜果有轻泻作用，腹泻患者勿食。

☒ 患有糖尿病的朋友不宜食用蓝莓，蓝莓虽然味道不是非常甜，但实际上其含糖量还是比较高的。

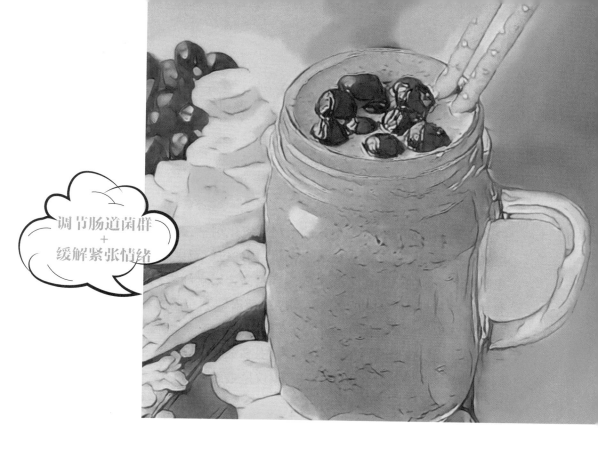

调节肠道菌群
+
缓解紧张情绪

蓝莓香蕉奶昔

材 料

鲜蓝莓·····················100克   酸奶·····················200克

香蕉·····················半根

做　法

① 鲜蓝莓洗净，沥干水分；香蕉去皮，取果肉切小丁。

② 蓝莓、香蕉丁一同放进料理机中，倒入酸奶，启动料理机，进行充分搅打，
搅打好后倒入杯中饮用即可。

苹果
——增强免疫力

📋 推荐理由

苹果中含有一种叫槲皮素的天然抗氧化剂，它能让人们在压力下增强免疫力。营养研究中发现，连续5周通过红苹果摄入槲皮素的人，患呼吸道疾病的风险会降低40%。苹果富含膳食纤维，一个苹果中含有日常推荐量10%的膳食纤维，肠道菌群能利用膳食纤维中的果胶产生对免疫细胞有益的化合物。苹果含有的多酚类物质能清除人体内自由基，抑制自由基对细胞的损伤、提高细胞免疫力。苹果含有的黄酮类物质是一种高效抗氧化剂，它不仅是最好的血管清理剂，而且能起到一定的预防癌症的作用。

🍊 怎么吃功效加倍

苹果最好带皮吃。苹果皮中含有很多的生物活性物质，如酚类物质、黄酮类物质等，这些活性物质具有较强的抗氧化性，对保持免疫系统的健康有益。当然，苹果带皮吃我们最担心的就是表皮残留的农药及污物，如果不能保证苹果的"天然"，吃苹果前最好洗净、削皮。

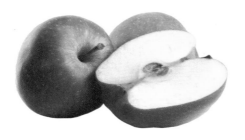

食用宜忌　*Yes or No?*

☑ 从控制血糖的角度来讲，正餐前30分钟吃苹果最好，对降低餐后血糖有好处。

☑ 黄苹果更甜，健脾胃的效果更好；绿苹果更脆，富含的叶绿素有助于抗氧化、抗炎和帮助伤口愈合；红苹果皮厚、口感面，味道浓郁，常吃有益于保护心脏。

☒ 局部腐烂的苹果最好不吃。因为苹果腐烂部位易滋生霉菌，而这些霉菌容易产生一种名为展青霉素的真菌毒素，具有动物致癌性。

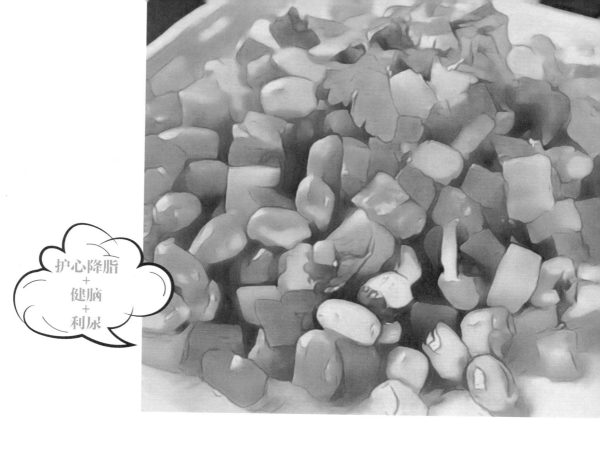

护心降脂
＋
健脑
＋
利尿

苹果拌花生米

材 料

苹果……………………1 个
花生米…………………50 克

香菜末、葱末、蒜末、白糖、米醋、
鲜味酱油、香油、清水………各适量

做 法

❶ 花生米洗净，用清水浸泡 2~3 小时，连同浸泡花生米的清水一同倒入电压
力锅中，按豆类选项键，将花生米煮熟，捞出，沥去水分；苹果洗净，去
皮除核，切块。

❷ 取小碗，加香菜末、葱末、蒜末、白糖、米醋、鲜味酱油、香油搅拌均匀，
制成调味汁。

❸ 取大碗，放入苹果块和煮好的花生米，淋上调味汁拌匀即可。

核桃
——抗氧化成分最高的坚果

推荐理由

核桃含有许多特异性营养成分，高浓度的酚类等抗氧化物质，能够在一定程度上清除人体内的自由基，有助于预防各类慢性非传染性疾病，如心脏病、脑卒中、高血压、糖尿病等。另外，中医认为，核桃能补肾固精，温肺定喘，肾虚的人免疫功能低下，补肾可提高身体的免疫功能，所以核桃也是很好的增强免疫食物。核桃富含的维生素E 则有提高免疫力、抗动脉硬化、淡化或消除"老年斑"的作用。核桃含有的亚麻酸、鞣花酸、类黄酮等抗癌成分，动物实验显示其能减慢乳腺癌和前列腺癌的进展速度。

怎么吃功效加倍

想获得核桃抗氧化的健康益处，一定要吃没有经过油炸或过度烤制、带皮的、没有加盐加糖的原味核桃。另外，吃核桃仁的时候不宜将外层的褐色皮剔除，因为核桃很大一部分的抗氧化成分都在这层"皮"里，将其同果仁一起吃下，能获得翻倍的营养。

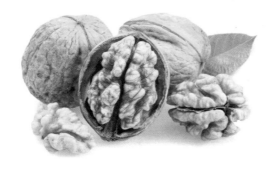

食用宜忌　*Yes or No?*

☑ 应适量食用勿过量。一天吃两三个核桃就足够了，建议最好在早餐中食用。

☑ 两瓣核桃仁之间那个很薄像蝴蝶形状的东西叫分心木，用它来泡水喝，对失眠、尿频尿急等具有一定的调理作用。

☒ 核桃富含脂肪，消化脂肪需要胆汁乳化，因此胆结石患者、肝病患者应少吃核桃。

☒ 中医上讲，核桃火大，含油脂多，吃多了会令人上火和恶心，正在上火、腹泻的人不宜食用。

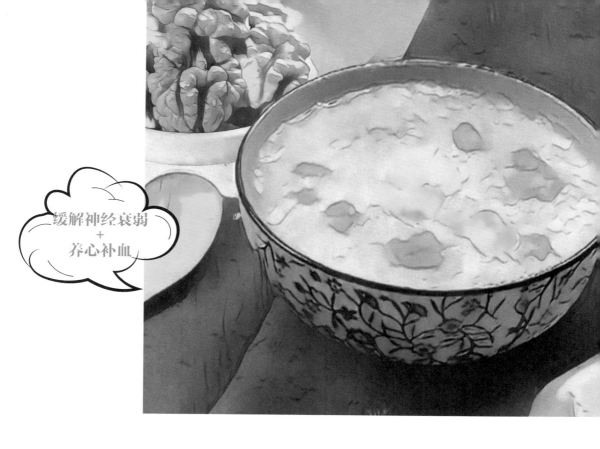

缓解神经衰弱
+
养心补血

核桃虾仁粥

材 料

大米·····················200 克   虾仁·····················30 克
核桃仁·····················30 克   盐、香油、冷水·····················各适量

做 法

① 大米、核桃仁、虾仁分别洗净备用。

② 将大米放入锅中加入冷水，用大火烧沸，放入核桃仁，再改用小火熬煮成米粒熟软的稀粥，下入虾仁略煮，加盐和香油调味即可。

瘦牛肉

——富含人体预防疾病必需的营养物质

🍲 推荐理由

蛋白质对保持良好的免疫力有重要作用，瘦牛肉的蛋白质一般在20%以上，牛肉中蛋白质的氨基酸组成与人体需要较为接近，且比例均衡，人体吸收利用高，更有助于提高人体的抗病能力。牛肉还含有丰富的铁和锌，铁和锌是人体增强免疫力、预防疾病必需的微量元素。同时，从营养成分来讲，牛肉中含有白肉不具备的特殊物质——肉碱，肉碱本身作用于细胞膜，但在线粒体氧化时，它会携带脂肪酸进入细胞内发挥作用，适当补充肉碱，有助于增强体质。

✳ 怎么吃功效加倍

尽量选择食用瘦牛肉，瘦牛肉的蛋白质及肉碱等营养素的含量更高。牛身上脂肪最少的部位是牛腱子，只有15%，所以牛肉可尽量选择牛腱子肉，其次是里脊肉、臀大肌。烹调方法以炖煮为宜，这样最能发挥牛肉的食疗效果，而且经过炖煮的牛肉最好消化。

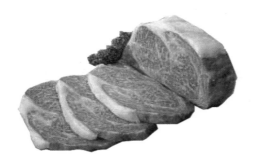

食用宜忌 *Yes or No?*

☑ 餐馆中的牛肉吃起来口感滑嫩，可能是加了嫩肉粉。我们在家烹制牛肉前，可以用木瓜汁提前把牛肉腌制一下，也能起到嫩肉粉的作用，且安全又营养。

☑ 对着牛肉肉丝的纤维横切，切薄些，这样切出的牛肉烹熟后口感会更软嫩。

☒ 牛肉的肌肉纤维较粗糙，不易消化，老人、幼儿及消化功能弱的人不宜多吃，可适量吃些牛里脊肉，牛里脊是牛肉中肉质最细嫩的，脂肪含量还低。

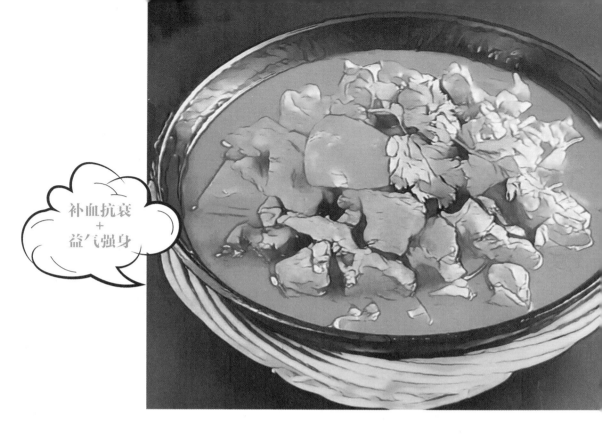

补血抗衰
+
益气强身

牛肉炖番茄

材 料

牛肉·······························300 克

番茄·······························250 克

葱花、姜丝、料酒、胡椒粉、盐、番茄酱、

香菜末、植物油、清水·········各适量

做 法

❶ 牛肉洗净,切块,加料酒、胡椒粉抓匀,腌制10分钟;番茄洗净,去蒂,切块。

❷ 炖锅置火上,倒植物油烧热,爆香葱花、姜丝,下入牛肉翻炒至变色,倒入没过牛肉的清水,大火烧开后转小火炖1小时,加番茄和番茄酱,炖至番茄熟软,加盐调味,撒上香菜末即可。

海参

——调节免疫力

关键营养素

氨基酸 维生素 矿物质
海参酸性黏多糖 海参皂苷

👉 推荐理由

海参除了含有多种维生素、矿物质以及多种氨基酸外，它更突出的优势在海参酸性黏多糖和海参皂苷这两种独特的生物活性物质，它们对提高人体免疫力是有益处的，特别是海参皂苷为海参所特有的一类三萜皂苷，海参皂苷除了具有提高免疫力的生物活性外，还具有抗菌、抗肿瘤等多种生物活性。此外，一些患者术后长期吃海参，身体恢复得比较好。

🍊 怎么吃功效加倍

最好食用生长了 3~6 年的海参。因为海参的平均寿命是 8~10 年，海参生长到第 3 年的时候才算成熟，5~6 年左右其体内积累的营养物质和活性物质才开始达到峰值，营养价值更高。另外，蘸食或凉拌，是海参最营养的吃法。

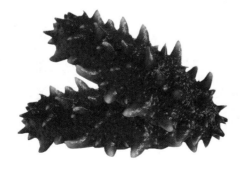

食用宜忌 *Yes or No?*

☑ 干海参在食用时还需要用水泡发 4~5 天左右，如果嫌麻烦或是追求更新鲜的口感，可以选择鲜食海参或即食海参。

☒ 给老人吃的海参宜发制得稍微软糯一点、大一点，不要做成年轻人喜欢的有"咯吱咯吱"口感的海参，因为老年人的胃肠功能较弱，食用没有充分发制好的海参会造成营养吸收不完全。

☒ 体表颜色发白的即食海参不要买，食用这种海参会对人体健康产生危害。

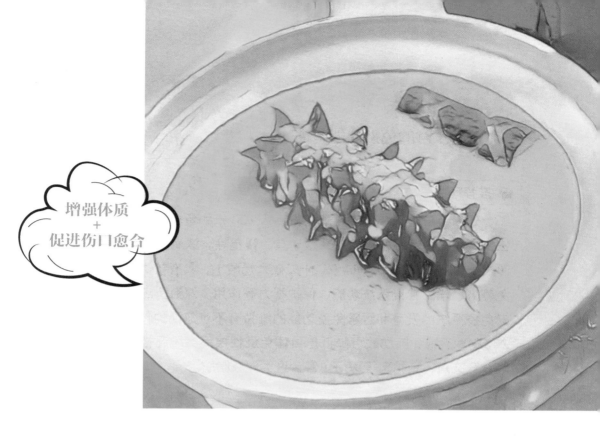

增强体质
+
促进伤口愈合

海参小米粥

材料

即食海参······················1 根
小米······················60 克

小葱花、盐、香油、清水······各适量

做法

❶ 即食海参用水冲洗一下，沥去水分。

❷ 小米淘洗干净，放入砂锅中，加入适量清水，大火烧开后转小火煮至米粒
熟烂的稀粥，下入即食海参略煮，加盐和香油调味，撒上小葱花即可。

深海鱼

——对维持正常的免疫功能有益

推荐理由

　　深海鱼一般是指在海平面下 600~2700 米的鱼类，包括金枪鱼、三文鱼、鲱鱼、鳕鱼、刀鱼、沙丁鱼、鳗鱼等。深海鱼所富含的 EPA（二十碳五烯酸）和 DHA（二十二碳六烯酸），具有抗炎、增强人体免疫力、增强神经系统功能、保护视力等作用。深海鱼还富含锌，锌对免疫系统的发育和正常免疫功能的维持有不可忽视的作用。长期摄入 Ω-3 不饱和脂肪酸可降低患自体免疫性疾病类风湿性关节炎的风险，三文鱼、金枪鱼等深海鱼富含这类健康脂肪。

怎么吃功效加倍

　　深海鱼的种类尽量多些，最好蒸着吃，清蒸烹调温度较低且用油少，能保护鱼肉中绝大部分营养不被破坏，还能保留鱼肉的鲜味。每周可进食两次海鱼，每次 3~4 两，首选含汞少的深海鱼，如三文鱼、金枪鱼、沙丁鱼，少吃含汞多的鲭鱼、方头鱼等。

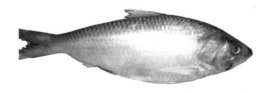

食用宜忌　　*Yes or No?*

☑ 深海鱼适合与豆腐搭配在一起食用，豆腐富含钙，深海鱼富含促进钙吸收的维生素 D，两者搭配同食可提高钙的吸收率。

☒ 食用深海鱼时，尽量不吃或少吃鱼头、鱼皮和内脏，因为污染物一般蓄积在鱼的肝、肾、肺等内脏组织，肌肉中含量较低。

☒ 深海鱼的嘌呤含量较高，患有痛风的人不能吃深海鱼，容易引起痛风的发作。

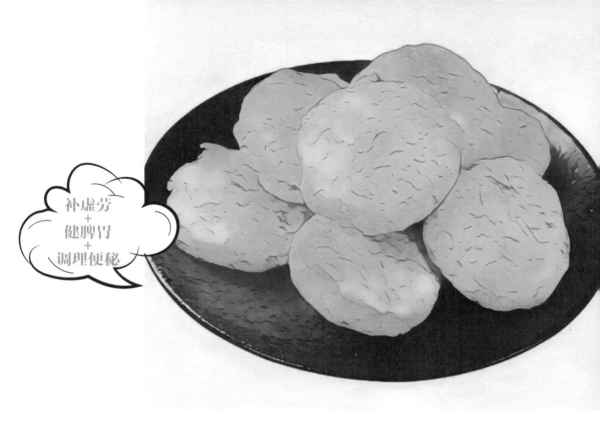

补虚劳
+
健脾胃
+
调理便秘

鱼肉芋头饼

材 料

三文鱼肉·····················100克

芋头·····················100克

盐、植物油·····················各少许

做 法

① 将三文鱼肉洗净，切块；芋头去皮，洗净，切块。

② 三文鱼肉和芋头放入蒸锅内蒸熟，碾压成泥，加盐搅拌均匀，捏成饼状，在锅中放少许植物油煎一下即可。

鸡蛋

——增强体质，提高抗病能力

📋 推荐理由

鸡蛋富含的蛋白质是构建和修复身体的重要原料，是人体免疫系统的关键物质，人体的发育以及受损细胞的修复和更新都离不开蛋白质，人体如果缺乏蛋白质会出现代谢率下降、抗病能力减弱的情况，适量食用鸡蛋不但能为身体补充蛋白质，还能有效提高机体免疫力。鸡蛋不仅富含蛋白质，还富含卵磷脂、铁、钙、磷、维生素 A、B 族维生素和维生素 D，可以为人的生命活动提供营养，起到增强体质的作用。

怎么吃功效加倍

1. 鸡蛋的烹调方法不同，人体对其营养物质的消化吸收率也会有所差别，通常煮鸡蛋的消化吸收率为 100%，鸡蛋煮着吃消化吸收率最好，其次是炒鸡蛋为 97%，嫩炸为 98%，老炸为 80%。

2. 鸡蛋最好能搭配些蔬菜一起吃，因为鸡蛋蛋白质含量丰富、维生素 C 含量少，而蔬菜维生素 C 含量多、蛋白质含量少，鸡蛋和蔬菜搭配在一起食用，可使营养更全面、互补。

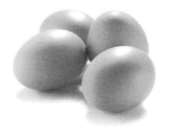

食用宜忌 *Yes or No?*

☑ 红皮鸡蛋和白皮鸡蛋的营养价值大体相当。

☑ 水煮蛋每天吃 1~2 个；煎鸡蛋含油较多，一周吃 1~2 次，每次吃 1 个为宜。

☑ 鸡蛋放在冷水中小火慢煮，在煮沸后继续煮 3 分钟，随后关火焖 5 分钟，这样煮出的鸡蛋既营养好吃，又有益于消化吸收。

☒ 患有过敏症、胆结石、胰腺疾病的人，适量食用鸡蛋为好，不宜吃太多，尤其是煎鸡蛋。

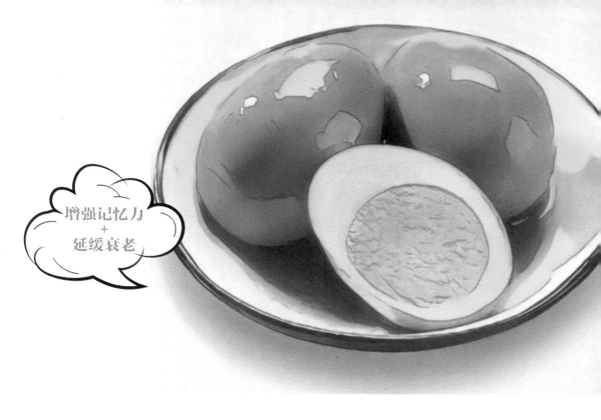

増强记忆力
+
延缓衰老

茶鸡蛋

材料

鸡蛋·····················10 个
茶叶·····················15 克
大料·····················1 个
花椒·····················6 粒

酱油·····················10 毫升
盐·······················10 克
清水·····················适量

做 法

❶ 鸡蛋洗净,放入锅中,倒入没过鸡蛋的清水,加茶叶、大料、花椒、酱油、盐,
   盖上锅盖,大火烧开后转中火煮3~5分钟,熄火,用汤勺背将蛋壳逐个磕裂,
   盖上锅盖再闷2分钟。

❷ 煮好的鸡蛋逐个放入无油无水的耐热盛器中,倒入锅中的汤汁,将鸡蛋浸
   泡一宿后即可食用。

牛奶

——改善营养状况、增强抵抗力

🍲 推荐理由

　　牛奶含有人体所需的多种营养成分，主要含有蛋白质、脂肪、乳糖、无机盐（钙、钠、钾等）及维生素 A、维生素 E、维生素 D 等，是优质蛋白与膳食钙质的最佳来源。牛奶对维护免疫功能的正常运转，有着其他食物无可替代的作用。

怎么吃功效加倍

　　空腹时不宜喝牛奶，空腹时牛奶很快通过胃肠，存留时间很短，其营养成分往往来不及吸收，就匆忙进入大肠，造成营养流失。喝牛奶时宜搭配吃些馒头、面包等谷类食物，能增加牛奶在胃中的留存时间，这样更有助于牛奶中营养物质的消化和吸收。

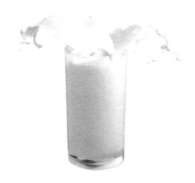

食用宜忌　*Yes or No?*

☑ 孕妇乳母和正在长个子的青少年，建议每天摄入 500 克的奶及奶制品，因为他们对钙和蛋白质的需求量都比普通成人高。

☑ 脱脂牛奶或低脂牛奶更适合不能摄入过多脂肪的肥胖、高脂血症人群。

☒ 不能用牛奶来送服药物，因为牛奶中含有的钙会与药物发生反应，易在药物表面形成一层覆盖膜，降低药效。

☒ 牛奶不能当水喝，过量饮用牛奶会给肾脏等器官增加负担。

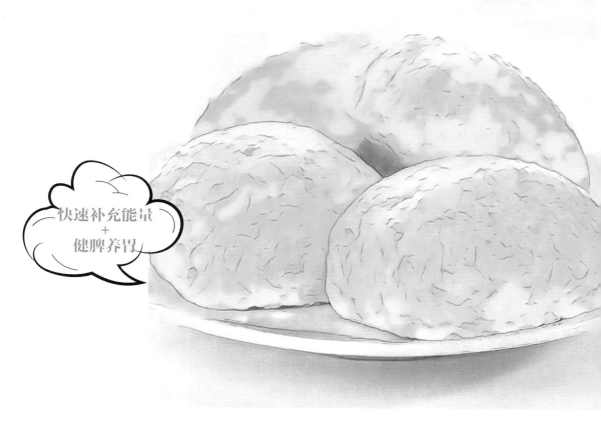

快速补充能量
＋
健脾养胃

奶香馒头

材 料

面粉……………………100 克　　酵母、牛奶………………各适量

做 法

❶ 牛奶隔水加热至 35℃；酵母用适量温热的牛奶融化并调匀；面粉倒入盆中，少量多次地淋入酵母水和剩下的牛奶搅拌均匀，揉成光滑的面团。

❷ 将面团分成若干等大的小面团，揉成团，制成馒头生坯，饧发 30 分钟，送入蒸锅，大火烧开后转中火蒸 15~20 分钟即可。

绿茶

——清除自由基，抑制细胞突变

关键营养素

维生素 C 维生素 E 锌 硒
茶多糖 茶氨酸 茶多酚

🍲 推荐理由

绿茶中的黄酮类和茶多糖具有降血压、降血糖和增强免疫力的功效。每天摄入适量绿茶，茶氨酸的摄入量足以帮助人体明显加强对于特定细菌感染的抵御能力，连续两周饮用绿茶能够增强对于细菌的抵抗力。绿茶中的茶多酚具有抗氧化作用，人体中如果含有一定量的抗氧化剂，就能增强免疫力。绿茶中还含有维生素 C、维生素 E、微量元素锌和硒，这些都是可以提高人体免疫力的有效物质。绿茶中的儿茶素具有清除自由基、阻断致癌物质代谢调节、抑制细胞过度增殖等生理活性作用从而起到抗氧化、抗突变的功效。

🍊 怎么吃功效加倍

1. 冲泡绿茶水温应适度。较鲜嫩的绿茶，建议用 80℃（指水烧开后再冷却）左右的水，不能用 100℃ 的沸水冲泡，否则茶芽会被闷熟，泡出的茶汤黄浊，滋味较苦，维生素也被大量破坏。

2. 冲泡绿茶标准的茶水比例是 1：50~1：60，即 1 克茶叶用水 50~60 毫升，这样冲泡绿茶水浓淡适口。

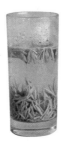

食用宜忌 *Yes or No?*

☑ 宜用陶壶或紫砂壶冲泡绿茶，能较好地保存绿茶的味道及功效。

☒ 不要空腹饮绿茶，易使肠道吸收过多的咖啡碱，会出现如头昏、心慌、手脚无力等不适感。

☒ 绿茶含有咖啡因，能使心跳加快以及兴奋大脑高级中枢神经，患有心脏病、高血压、糖尿病、甲亢者切忌不宜饮用浓茶。

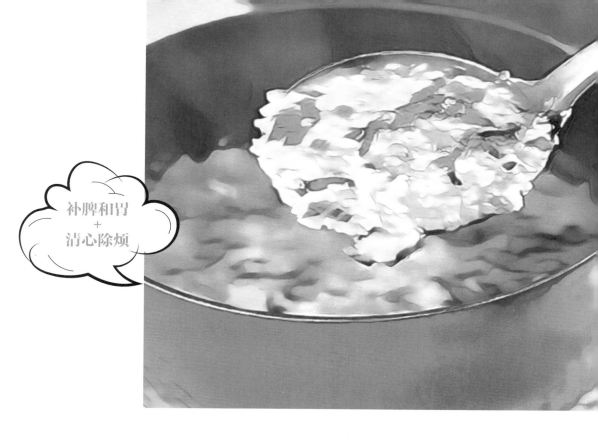

补脾和胃
+
清心除烦

绿茶粥

材 料

绿茶·····················10 克   清水·····················适量

大米·····················80 克

做 法

❶ 绿茶装进纱布中，缝成茶叶包；大米淘洗干净。

❷ 砂锅内倒入适量温清水置火上，放入茶叶包，大火烧开后转小火煮 15 分钟，取出茶叶包。

❸ 在锅中加入大米，再次煮开后转小火煮至米粒熟烂的稀粥即可。

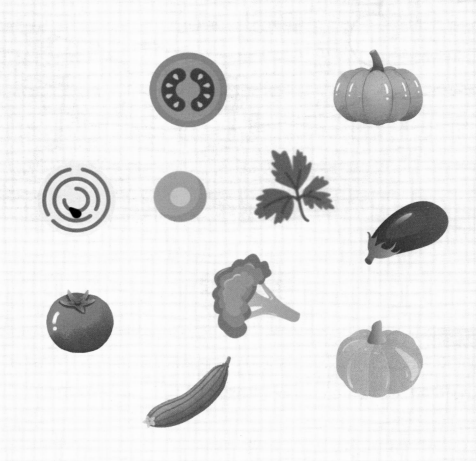

第四章

吃出超强免疫力
全家人的抗病营养方

随着年龄的增长，我们的免疫力、免疫细胞都会不断发生变化。20 岁免疫力达到高峰期，随后便开始逐渐衰退减弱，虽然不同年龄段的人"免疫重点"不一样，提高方法也不同，但对各个年龄段的人来说，每天注意合理饮食，都可以为自己的身体建立更好的免疫。那么，儿童、青少年、成年人、老年人又该如何通过营养饮食提升免疫力呢？本章将为各个年龄段的人群推荐适合的饮食方案。

儿童增强免疫力的饮食方案

儿童免疫力的发展过程

婴儿在出生时携带了一些抗体，这些抗体是从母体中获得的，它们是宝宝身体的第一道防御体系。儿童的免疫系统有哪些特点呢，第一，免疫系统发育不够成熟，功能不够完善。第二，新生儿尚未接触过外界环境的各种病原，也没有接触过食物，所以免疫系统识别抗原，发生免疫应答的能力非常弱。第三，如果孕期妈妈们的抵抗力比较弱，宝宝出生后会存在生理性免疫能力低下的问题。

由于这些特点，6 个月以内的宝宝一般较少发生感冒，也较少发生其他感染性疾病。6 个月以后，宝宝体内从母体获得的免疫球蛋白逐渐减少，并开始产生自己的免疫球蛋白。但是，6 个月至 2 岁的宝宝产生免疫球蛋白的能力比较低，并且免疫细胞未曾接触抗原，因此未能建立免疫记忆反应，会出现一过性免疫功能低下，导致抗病能力比较差。2~5 岁的宝宝，其抗病能力逐渐增强，但每年仍要患 3~5 次感冒。5 岁以后，宝宝体内产生免疫球蛋白的能力明显增强，抗病毒力越来越强，大约到 8~9 岁，抗病能力基本上和成年人是一样的。从免疫功能的形成过程来看，6 个月至 3 岁以内是儿童免疫力最低的时期。

儿童易患哪些疾病

肠胃病 脾胃为后天之本，气血之源。儿童脾胃比较虚弱，消化功能差，饥饱冷热如果没有控制好，就容易出现厌食、饮食积滞、腹胀、腹痛、腹泻、呕吐的状况。由于儿童的肠道免疫系统还未完善，菌群容易失调，如若被病菌感染，容易引起急性或慢性胃肠炎，这在 2~6 岁的儿童中是比较多见的。

呼吸系统疾病 肺是人体最后发育的器官，也是人体最为娇弱的器官，所以小儿"肺常不足"，肺功能弱，免疫力差，易被风、寒、暑、湿等邪气所伤而致病，易患感冒、扁桃体炎、腮腺炎、肺炎、气管炎、咳嗽、百日咳等。

疫苗按时打，病菌不来找

儿童对疾病的抵抗力较弱，通过给其免疫接种，可以有计划、有步骤地提高和增强儿童抵抗疾病的能力，防止传染病的发生。只要宝宝没有特殊禁忌证，都应该积极接种疫苗。我国疫苗分为一类疫苗和二类疫苗，应按时给宝宝接种疫苗，尤其是一类疫苗，能给宝宝提供健康保障。

营养跟得上，宝宝身体棒

营养均衡的膳食，对增强幼儿体质和抵抗力有决定性的影响，对促进儿童体力、智力发育有着至关重要的作用。家长尤应注意一日三餐营养的合理搭配，杂粮、蔬菜、水果、肉蛋奶类要均衡摄入，培养宝宝不偏食、不挑食的好习惯。同时要注意饮食卫生，让宝宝吃得安全、吃得健康。

保持好情绪，免疫力更强

现代医学认为，良好的情绪可以让机体的生理机能处于最佳状态，促进免疫系统发挥效应。良好的情绪有助于增强儿童生理和心理免疫力，使儿童心身健康得到全面的发展。临床研究发现，情绪大幅波动会导致呼吸道感染、鼻炎以及消化道等疾病，甚至引发心理疾病。家长要善于观察宝宝的情绪状态，掌握与宝宝沟通的方式，及时帮助宝宝调整心态。

游戏加运动，为免疫加分

儿童多运动，可以增强免疫功能、少生病。爱玩是儿童的天性，游戏是对儿童运动、思考、沟通等各方面能力的综合锻炼，更是提高儿童免疫力最有效的途径之一。家长不要因为怕危险、怕脏就不让孩子运动，多陪他们去户外呼吸新鲜的空气、跑跑跳跳、晒晒太阳，这能让免疫力时刻保持在最佳状态，及时在宝宝体内发挥最强大的作用。

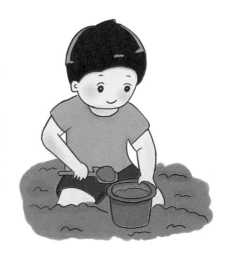

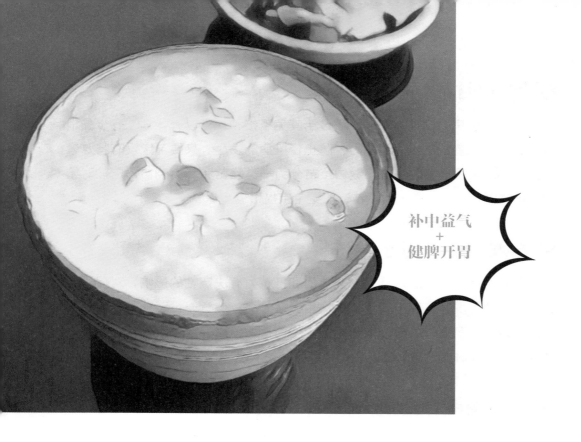

补中益气
+
健脾开胃

芡实瘦肉粥

材 料

大米······60克   瘦猪肉······50克

芡实······10克   葱花、盐、香油、清水······各适量

做 法

❶ 大米淘洗干净,芡实洗净,用清水浸泡1~2小时;瘦猪肉去净筋膜,洗净,剁成肉末。

❷ 大米和芡实一同倒入汤锅内,加适量清水大火煮开,转小火煮至米粒熟烂的稀粥,放入肉末煮熟,加盐和香油调味,撒上葱花即可。

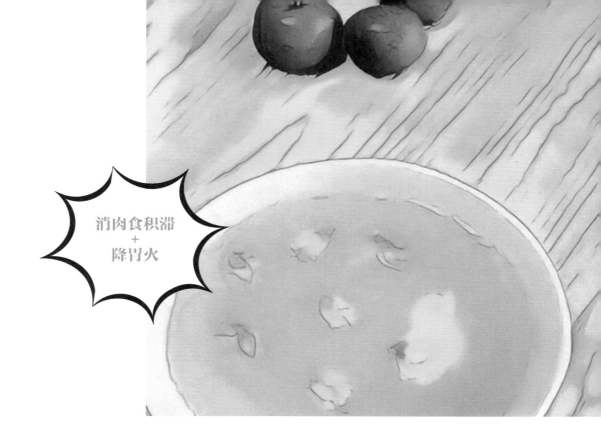

消肉食积滞
＋
降胃火

山楂粥

材 料

鲜山楂·····················2 粒　　小米·····················20 克

大米·····················30 克　　白糖、清水·····················各适量

做　法

❶ 鲜山楂洗净，去蒂除籽，切片；大米和小米淘洗干净。

❷ 汤锅置火上，放入大米、小米和适量清水，大火烧开后转小火煮至米粒八成熟，倒入鲜山楂熬煮至米粒熟透的稀粥，用白糖调味即可。

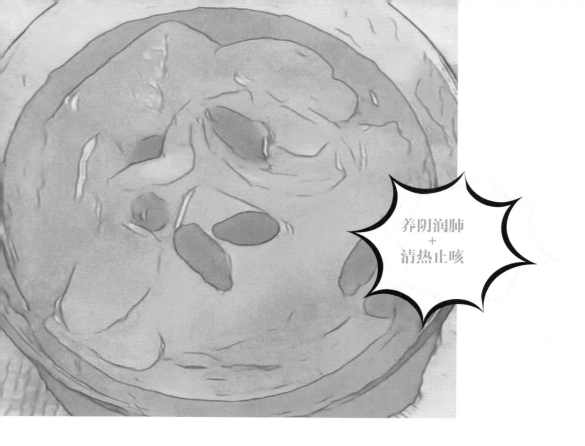

养阴润肺
+
清热止咳

雪梨百合冰糖饮

材料

雪梨……………………1个　　冰糖、清水………………各适量

鲜百合……………………15克

做　法

❶ 雪梨洗净，去蒂除核，切小块；鲜百合削去老根，择洗干净，分瓣。

❷ 锅置火上，放入雪梨块和适量清水大火烧沸，转小火煮至梨块熟软，加鲜百合略煮，加冰糖煮化即可。

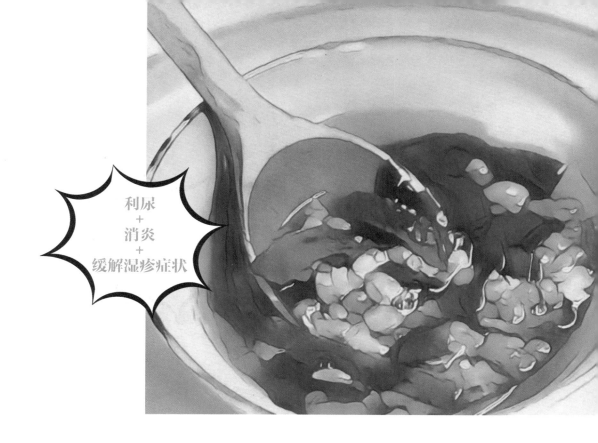

利尿
+
消炎
+
缓解湿疹症状

绿豆海带汤

材　料

绿豆·····························50 克　　盐、香油、清水·················各适量

水发海带·······················30 克

做　法

① 绿豆淘洗干净，用水浸泡 3~4 小时；水发海带洗净，切碎块。

② 把海带和绿豆放入汤锅中，加适量清水，大火烧开后转小火煮至绿豆开花，

　加盐和香油调味即可。

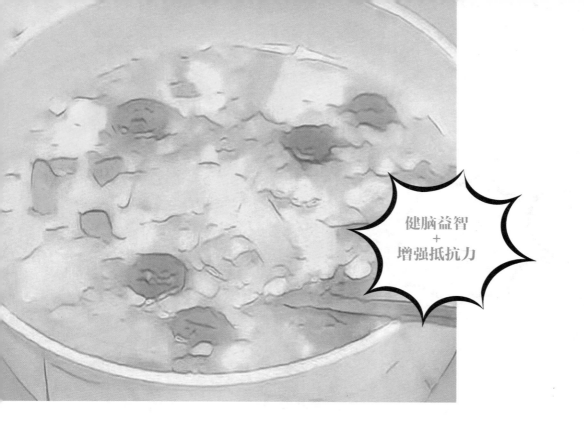

健脑益智
+
增强抵抗力

五彩鱼粥

材 料

鳕鱼肉·····················100 克

大米·····················60 克

胡萝卜·····················1/4 根

豌豆粒·····················少许

盐、香油、清水·····················各适量

做 法

❶ 鳕鱼洗净，切丁；胡萝卜削皮、洗净，切丁；豌豆粒洗净。

❷ 大米淘洗干净，放入砂锅中，倒入适量清水，大火烧开后转小火煮至米粒熟烂的稀粥，下入鱼肉丁、胡萝卜丁及豌豆粒煮熟，加盐和香油调味即可。

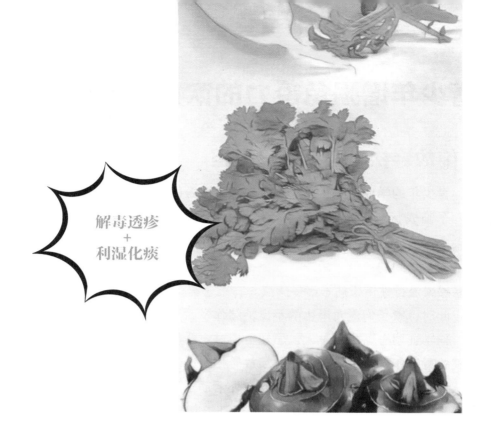

解毒透疹
+
利湿化痰

香菜荸荠萝卜饮

材 料

香菜·······50 克　　胡萝卜·······100 克

荸荠·······30 克　　白糖、清水·······各适量

做 法

① 香菜择洗干净，切段；荸荠去皮，洗净，切片；胡萝卜洗净，去蒂，切片。

② 荸荠片和胡萝卜片放入汤锅中，加适量清水大火烧开，转小火煮20分钟，下入香菜，加白糖调味即可。

青少年增强免疫力的饮食方案

考前放轻松，免疫力没负担

青少年的学业负担繁重。随着中考或高考的日益临近，考生们全身心地进入了临战状态。这个阶段的考生，面对每天紧张的超负荷学习以及来自社会、家庭"望子成龙""望女成凤"的期望，承受了巨大的精神压力，再加上同学之间的竞争，最终导致自身免疫力明显下降，出现易疲劳、易感冒及易感染流行性传染病等诸多病症。

此时，家长们应对考生的不良情绪作及时适当的调节，以维持其身心健康。科学证明心理压力过大，思想负担过重会影响人体的免疫力。准备参加考试的青少年，考前一定要将心情放轻松。比较好的方法是"动静结合"，在认真学习两三个小时后，最好到户外活动一下，做一些简单的活动，呼吸一些新鲜空气，这对考生的身体和心理都是有好处的。

按摩神庭穴，缓解脑疲劳、安神助眠

在繁重的学习压力下，许多青少年都觉得似乎自己一下子就变"笨"了，这是用脑过度、精神压力过大造成的。随之而来的是精神困乏，却又难以入睡，睡眠不好就会影响免疫力。睡眠与人体免疫力密切相关，睡眠质量好的人比睡眠质量不好的人引起免疫力下降的风险更低。想缓解脑疲劳，每天都能睡个好觉，可以多按按神庭穴。

神庭穴是督脉的腧穴，具有健脑益智、安神助眠之功。按摩神庭穴可以给予大脑良性刺激、改善脑疲劳，又可调节神经、帮助睡眠。按摩的方法：用食指或中指指腹置于穴位上按揉，以感觉酸胀为度。每天可按揉多次，每次按揉 2~3 分钟。

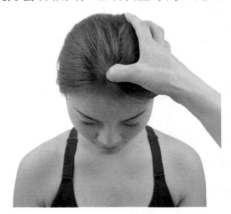

按摩神庭穴还能缓解头晕

青少年最好的补品是营养均衡

中考或高考来临，不少家长习惯给考生吃一些补品、营养品来提高他们的身体免疫力，这种做法并不科学。青少年最好的补品就是营养均衡：蛋白质是人体免疫防御功能的物质基础，参与构成免疫组织与器官，每天应保证摄取充足的优质蛋白质，奶类、蛋类、豆类、瘦肉、鱼虾含有丰富的优质蛋白质；维生素 A 对致病菌的侵袭和感染能起到重要的防卫作用，对预防呼吸道和消化道的感染具有重要意义，其中，各种动物肝脏、蛋黄和绿色、黄色或红色蔬菜以及水果富含丰富的维生素 A 和维生素 A 原；维生素 C 能抑制病毒合成，有抗病毒作用，维生素 C 的主要来源是新鲜蔬菜和水果；维生素 E 在一定剂量范围内可以增强机体免疫力，提高对感染的抵抗力，其中，植物油、坚果、豆类及其他谷类含有丰富的维生素 E。此外，香菇、木耳、紫菜等菌藻类含有丰富的营养物质，可提高人体免疫力，应适量多吃。

户外运动不能少

万物生长靠太阳，户外自然光线通过眼睛进入眼底，对青少年的免疫机能和健康尤为重要。青少年每天应有累计 2 小时以上的户外活动时间。可以选择摸高、爬杆、爬绳梯锻炼、引体向上、交叉伸展、跳绳、跳皮筋、踢毽子、单杠悬垂及游泳等运动，这些体育训练会增加关节、韧带的柔韧性，有助于生长发育。青少年不适合进行举重、杠铃、铅球、铁饼等负重训练。青少年的运动量宜控制在每周 2~3 次，每次 30~60 分钟，适量的运动可以促进骨骼的发育，而过量的运动会影响骨骼的正常发育。

青春期贫血的饮食

处于青春期的女性很容易患上青春期贫血，贫血会引起免疫力下降。有些青春期女性有挑食、偏食的毛病，或为了减肥盲目节食等，这样铁的摄取量就难以保证。此外，月经量过多也是青春期女性发生贫血的原因之一。应注意从饮食中摄取充足的铁，常吃些富含铁的食物，如瘦肉、鸭肝、猪血、鸡蛋、鱼、虾、紫菜、海带、海蜇、黄豆制品、红枣、黑木耳等。此外，应少饮茶，茶中的鞣酸会影响身体对铁的吸收。

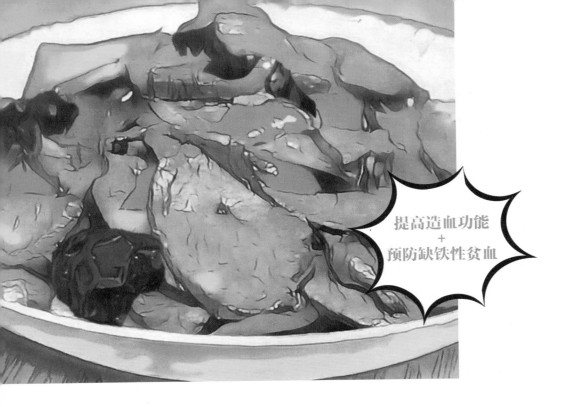

提高造血功能
+
预防缺铁性贫血

洋葱炒猪肝

材 料

洋葱·······················1/2 个

猪肝·······················250 克

水发黑木耳·················50 克

胡萝卜·······················半根

青椒·······················1 个

生抽、淀粉、料酒、植物油、蚝油、

盐、姜末·····················各适量

做 法

❶ 洋葱撕去外膜,去蒂,洗净,切片;猪肝去净筋膜,放入清水中浸泡去血水,洗净,切片,加生抽、淀粉、料酒抓匀;水发黑木耳去蒂,洗净;胡萝卜洗净,切片;青椒洗净,去蒂除籽,切块。

❷ 炒锅置火上,倒植物油烧至六成热,放入猪肝滑熟,盛出;用锅中的底油炒香姜末,放入洋葱、黑木耳、胡萝卜翻炒至洋葱断生,加青椒和已滑熟的猪肝翻炒几下,加蚝油和盐调味即可。

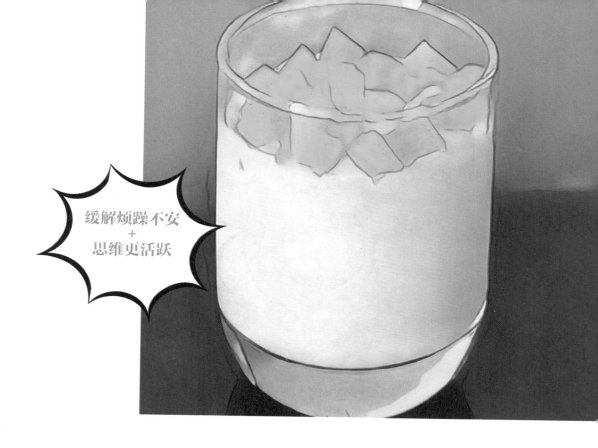

缓解烦躁不安
+
思维更活跃

芒果酸奶

材 料

原味酸奶·····················200 毫升   芒果·····················1 个

做　法

❶ 芒果洗净，去皮，取果肉切丁，留 1/3 的果肉备用，剩下的芒果肉用勺背
　碾压成泥，加入 100 毫升原味酸奶搅拌均匀，制成酸奶芒果混合液。

❷ 取酸奶杯，倒入将近半杯的酸奶芒果混合液，再倒入 100 毫升的原味酸
　奶，放上芒果丁即可。

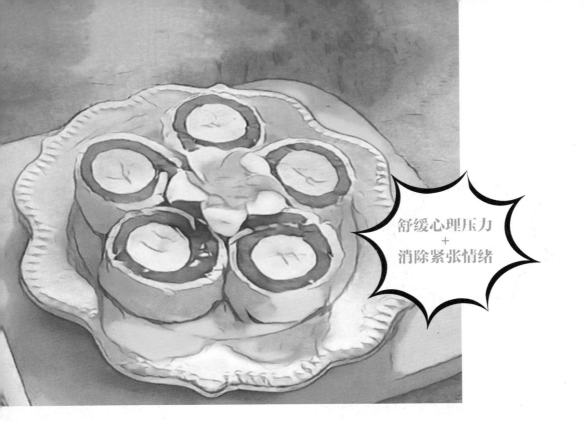

舒缓心理压力
+
消除紧张情绪

紫薯香蕉沙拉

材 料

紫薯……………………1 个　　沙拉酱……………………适量

香蕉……………………1 个

做 法

❶ 紫薯洗净，对半切开，蒸熟，去皮，用勺背碾压成泥。

❷ 香蕉去皮，切成四段，每段纵向挖去中间果肉的 1/3，将紫薯泥填在香蕉挖空的部位，摆盘，食用时淋上沙拉酱即可。

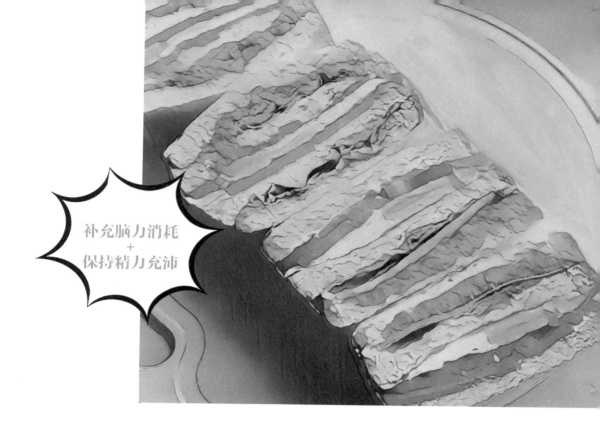

补充脑力消耗
+
保持精力充沛

鸡排三明治

材料

鸡胸肉·····················1块   生菜叶·····················1片

鸡蛋·····················1个   盐、胡椒粉、料酒、植物油、面包

切片面包·····················2片   糠·····················各适量

做法

❶ 鸡胸肉去净筋膜，洗净，用肉锤拍薄，加盐、胡椒粉和料酒抓匀；生菜
　叶洗净，控干水分。

❷ 煎锅置火上，倒植物油烧至六成热，磕入鸡蛋煎熟，盛出；鸡胸肉裹匀面
　包糠，用煎锅中的底油煎至熟透且两面金黄。

❸ 取一片面包，放上鸡胸肉、生菜叶、煎蛋，再盖上一片面包片，对角斜切
　装盘即可。

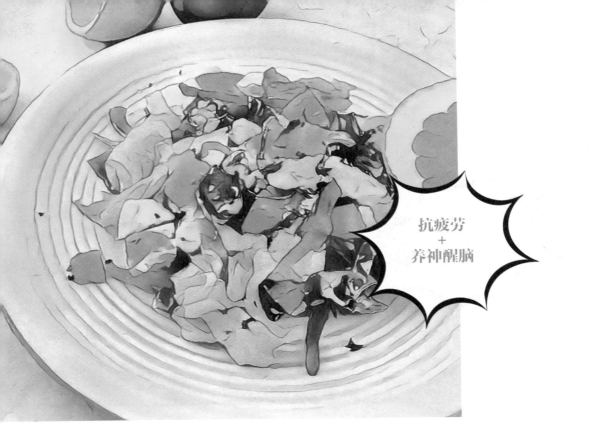

抗疲劳
+
养神醒脑

缤纷蔬菜沙拉

材 料

小番茄·····························5粒　　黄瓜·····························半根

鹌鹑蛋·····························5枚　　苦苣、紫甘蓝、沙拉酱·········各适量

做 法

❶ 小番茄去蒂，洗净，对半切开；鹌鹑蛋煮熟，剥去蛋壳，对半切开；苦苣择洗干净，控干水分；紫甘蓝择洗干净，切丝；黄瓜洗净，去蒂，切丝。

❷ 取盘，放入苦苣和切好的小番茄、鹌鹑蛋、紫甘蓝、黄瓜，淋上沙拉酱即可。

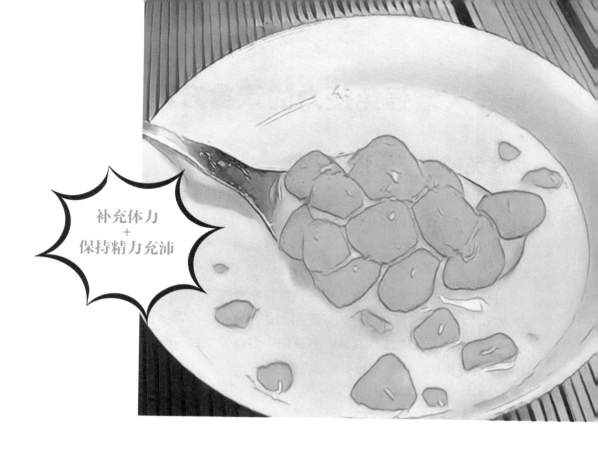

補充體力
+
保持精力充沛

牛奶芒果小圆子

材料

芒果·····························1个　　糯米粉·····························50克

纯牛奶·····················250毫升　　蜂蜜·····························适量

做法

❶ 芒果洗净，去皮，取果肉用勺背碾压成泥，加糯米粉，和成一个软硬适中、表面光滑的面团。

❷ 把面团揪成若干等大的小剂子，逐个团成小圆子，用沸水煮至浮起，捞出过凉两次，控干水分，放入碗中，加蜂蜜和温热后的牛奶拌匀即可。

成年人增强免疫力的饮食方案

女性免疫力天生强于男性

女性不仅比男性长寿，她们的整体健康水平也强于男性。最新的研究显示，免疫能力的差别要部分归因于基因差异。与男性相比，女性有着更复杂的免疫系统，女性体内的免疫球蛋白 M 等的含量比男性多，其天然免疫防御功能也较强。

目前知道的 200 多种遗传病中，男性易得的占到了 75%，女性易得的仅占 25%。特别是因凝血因子Ⅷ缺乏引起的血友病，基本上也都发生于男性。此外，红绿色盲、遗传性耳聋、蚕豆病、溶血性贫血、先天性全丙种球蛋白低下血症等疾病，也有"重男轻女"的趋势。

成人提高免疫力应避免的问题

压力过大

压力过大时，我们的神经系统会发出相应的信号，来抑制免疫细胞的运动，从而影响到免疫系统抵御疾病！研究发现，精神压力会让冠心病复发风险大幅提高，可诱发短暂性心动过速，加重心脏负担；精神压力大还会增加脑卒中的风险，增加高血压患者死亡风险。可见，压力过大是一些疾病的罪魁祸首，避免精神压力过大对成年人来说尤为重要。

吸烟饮酒

吸烟不仅会提高患肺癌、哮喘和慢性阻塞性肺病的风险，还会显著降低人体免疫力。医学试验表明：每吸 1 支烟，寿命减少 5 分钟。另外，被动吸烟与吸烟一样有害健康。

饮酒过多也会导致免疫力下降。如果饮酒过多，肝脏将无法分解酒精，肝功能会下降。当肝功能下降时，很难为人体提供免疫系统所需的营养，从而导致免疫力下降。

建议烟要少吸或不吸，饮酒要适量，每天饮低度白酒不要超过 100 毫升，黄酒不要超过 250 毫升，啤酒不要超过一瓶。

国外的社会学家做过一项调查：离婚者与家庭幸福者相比，前者的寿命平均缩短 5 年左右。而对朝夕相处的夫妻来说，如果经常争吵、不和、斗气、互不相让，会导致内分泌系统功能紊乱，内脏器官功能失调，因此容易患上各种身心疾病，以致未老先衰，缩短寿命。相反，家庭和睦，夫妻关系融洽则有益于获得健康的免疫力，因此，家庭和睦对成年人的身体健康十分重要。

导致上班族身体免疫力下降的因素

超负荷工作

随着商品经济的发展，竞争越来越激烈，有些上班族由于长时间处于紧张的工作状态中，身体过于疲劳且精神压力较大，又缺乏足够的休息，逐渐出现疲倦乏力、免疫力下降等一系列症状，其主要表现为失眠、烦躁不安、食欲不振、注意力不集中、记忆力下降、容易感冒，甚至会出现心慌、胸闷、气促等不适感。

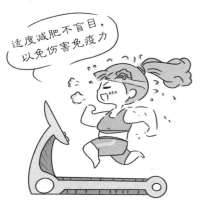

适度减肥不盲目，以免伤害免疫力

这是因为疲劳会冲击身体的免疫系统，此时身体器官仍在高速运转，但代谢水平无法提升，导致身体系统超负荷运转，从而给免疫系统带来负担。长期身体疲劳还会引起精神疲劳，免疫功能逐渐下降，无法抵御外界病毒和细菌侵害，从而患病。

久坐

久坐不动易导致免疫细胞能力低下，抗病能力下降，容易患上各种疾病。澳大利亚昆士兰大学的一项研究发现，久坐 1 小时的危害约等于吸两根烟，减寿 22 分钟。防久坐伤害，最简单的方法是持续坐着的时间最好不超过 30 分钟，即便是去接杯水都可以。

熬夜

熬夜工作会扰乱身体的生物钟，使得肝脏、肾脏功能下降，同时导致体内蛋白质消耗增加、合成减少，免疫球蛋白的合成受到阻碍，导致免疫力下降。建议白天提升工作效率，尽量减少因工作而熬夜。

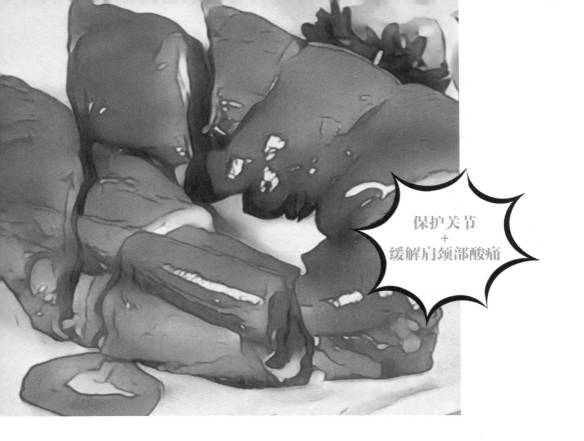

保护关节
+
缓解肩颈部酸痛

红烧猪蹄

材 料

猪蹄·····················2 个　　冰糖、老抽、盐、蚝油、大料、葱段、姜片、
　　　　　　　　　　　　　　　清水·····················各适量

做 法

❶ 猪蹄刮净残毛和脏污，剁成小块，用清水浸泡 3~4 小时，洗净，用沸水焯烫一下，沥干水分。

❷ 将焯好的猪蹄倒入砂锅中，加冰糖、老抽、盐、蚝油、大料、葱段、姜片和适量清水，中火烧开后转小火烧至猪蹄肉烂、汤汁收干即可。

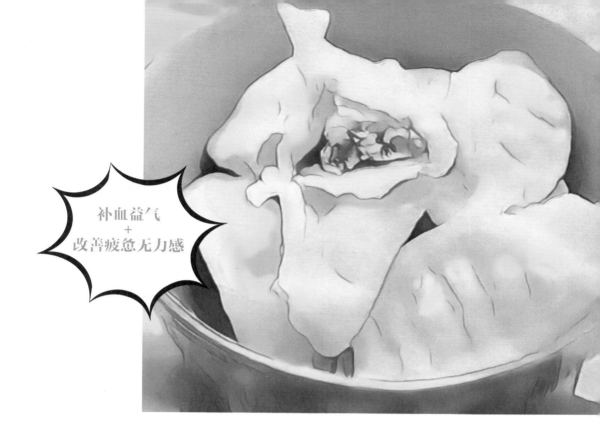

补血益气
+
改善疲惫无力感

羊肉白菜馅水饺

材　料

羊肉·························300 克

大白菜·······················150 克

饺子皮·······················500 克

花椒粉、酱油、香油、盐、葱末···各适量

做　法

❶ 羊肉去净筋膜，洗净，剁成肉馅，加花椒粉、酱油、香油、盐、葱末搅拌均匀；大白菜洗净，剁碎，放入羊肉馅中，朝一个方向搅打上劲，制成馅料。

❷ 取饺子皮，包入适量饺子馅，依次包好的饺子生坯，下入开水锅中煮熟即可。

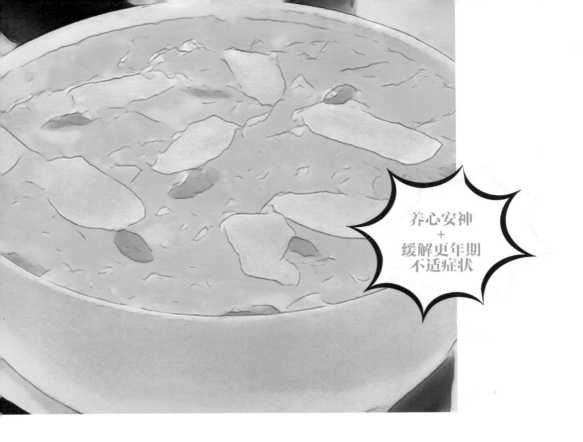

养心安神
+
缓解更年期
不适症状

银耳百合汤

材　料

鲜百合……………………1 粒　　枸杞……………………………少许

干银耳、冰糖……………各适量

做　法

❶ 鲜百合一片片摘下，洗净；干银耳用凉水浸泡 3~4 个小时，去蒂，洗净，
撕成小朵；枸杞用清水洗去浮尘。

❷ 银耳放入汤锅中，加入没过银耳的清水，大火烧开后转小火煮 15 分钟，
放入枸杞煮 5 分钟，再加入冰糖煮至化开，放入百合煮 1~2 分钟即可。

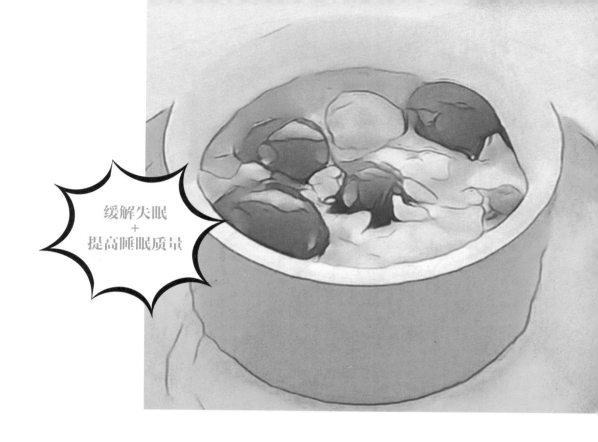

缓解失眠
+
提高睡眠质量

酸枣仁粥

材 料

酸枣仁（炒）·················15 克

大米······················80 克

桂圆肉、莲子、白糖··········各适量

清水····················500 毫升

做 法

❶ 莲子洗净，用清水泡软；酸枣仁用清水浸泡 30 分钟，放入砂锅中，加 500 毫升清水大火烧开，转小火煮 30 分钟，过滤去酸枣仁后取汤汁备用。

❷ 大米淘洗干净，同桂圆肉和莲子一起放入汤锅内，倒入酸枣仁煎汁和适量清水，大火烧开后转小火煮至米粒熟烂的稀粥，加白糖调味即可。

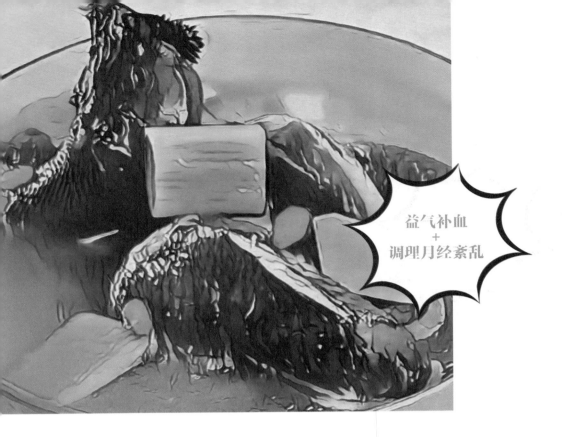

益气补血
+
调理月经紊乱

乌鸡汤

材 料

净乌鸡……………………1 只　　　姜片、盐、清水……………各适量

枸杞……………………5 克

做 法

❶ 乌鸡用水冲洗一下，剁成块；枸杞用清水洗去浮尘。

❷ 乌鸡块放入砂锅内，加入没过鸡块的清水，待将沸时，撇去浮沫，加姜片，大火烧开后用小火煮 1 小时。

❸ 锅中加盐和枸杞，继续煮 15 分钟，使其充分入味即可。

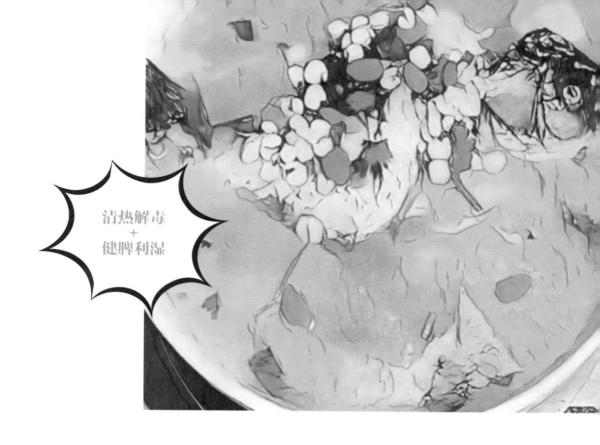

清热解毒
+
健脾利湿

薏米冬瓜鲫鱼汤

材 料

鲫鱼·····················1 条

冬瓜·····················250 克

薏米·····················1 小把

生姜·····················3 片

盐、植物油、清水·····各

适量

做 法

① 鲫鱼刮净鱼鳞,去鱼鳃、内脏,洗净,控干水分;冬瓜去籽,带皮洗净,切块。

② 煎锅倒植物油置火上烧热,放入鲫鱼两面煎至变色,盛入砂锅中,再放入冬瓜块、薏米、姜片,加没过锅中食材的清水,用中火烧开,转小火再煲 30 分钟,加盐调味即可。

老年人增强免疫力的饮食方案

延缓免疫衰老，乐享幸福晚年

人体的增龄和衰老是一个有机的整体，听力下降、活动能力下降都是衰老的表现，其中也包括免疫衰老。免疫系统是一个独立的系统，分为体液免疫和细胞免疫，随着年龄的增长，老年人生理和身体逐渐出现衰老的现象，随之会引起免疫力的下降，患传染性疾病和感染性疾病的风险也在逐渐增加。例如容易感冒、易疲劳、免疫紊乱、过敏反应不耐受等，这些都是免疫衰老的表现。

免疫衰老除了个人身体反应以及临床表现外，也可以进行一些医学检测，当免疫功能出现异常时，淋巴细胞百分比会出现异常增生或下降的情况。免疫力下降、免疫紊乱是引发肿瘤和呼吸道感染反复发生的重要因素，免疫力的提升对老年人整体健康状况的维护具有十分重要的作用。

老年人要重视增龄性免疫衰老，应从日常生活入手，主动预防，延缓免疫衰老的发生。首先，不主张吃保健品，均衡膳食足以维持正常营养和免疫状态。应该合理调配饮食结构，保证肉蛋奶等优质蛋白的摄入，含优质蛋白质的食物能有效改善老年人的营养状况，提高身体的康复能力。

其次，运动也是提高免疫力的重要方式，不建议老年人做过于剧烈的运动，相比其他运动，散步更适合老年人，也更容易坚持。对于肢体运动能力比较好的老年人，在心肺功能允许的情况下，可以适度进行有氧运动，比如游泳、骑自行车、打球。

保持标准体重，别太瘦别太胖

我们常听到一句话，叫"千金难买老来瘦"，认为上了年纪瘦点能预防三高。但是老年人过瘦潜伏着诸多健康风险，例如容易出现疼痛、骨折风险增高、机体免疫力下降等。

可以说，过度的瘦会导致抵抗力和免疫力下降，对健康的伤害不亚于肥胖。

老年人的标准体重有一个简易的计算公式。一般来说，女性用身高（厘米）减去 100，即可得出标准体重数（公斤），男性则要减去 105。只要实际体重在上下 10% 的范围内浮动，都是健康的。举例来说，一位身高为 175 的老年男性，标准体重应为 175-105=70（公斤），如果他的实际体重保持在 63-77 公斤范围内，就属于正常。

锻炼肌肉，能增强老年人免疫力

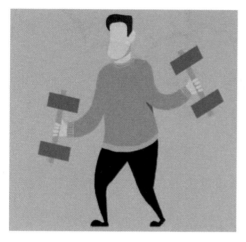

多项研究证明，肌肉的多少与免疫系统的强弱有关。这是因为肌肉能储存免疫系统所需要的蛋白质及分泌免疫相关的细胞激素。因此，当身体肌肉量不足或流失的时候，身体的免疫系统功能就会随之下降。

老年人在锻炼的过程中，肌肉增强，身体的新陈代谢速度也会随之加快，免疫细胞更替效率提高，免疫系统的活性也能更强。那么老年人应该怎样增加肌肉比重和锻炼肌肉呢？

增加蛋白质的摄入比例。补充足够的蛋白质，能够帮助减少身体组织的脂肪占比，增加肌肉的比重。常见的富含优质蛋白质的食物有鸡胸肉、牛肉、鸡蛋、牛奶等。

适当进行抗阻训练。老人抗阻能力越强，对肌肉的锻炼效果就越好，对于一些老年性疾病的抵御效果也就更明显。常见的抗阻训练，比如松紧带锻炼法：用双手握住松紧带的两端，双手前后反方向拉伸，每天循环 10 回左右，持续 1 分钟，就可以起到不错的锻炼效果。还可以每天进行例如俯卧撑、举哑铃、深蹲等轻中度抗阻训练，时间控制在 20~60 分钟即可。运动前建议进行扩胸、慢走等热身运动 5~10 分钟，这样更有利于肌肉的延展，提高运动时的安全性，增强运动效率。

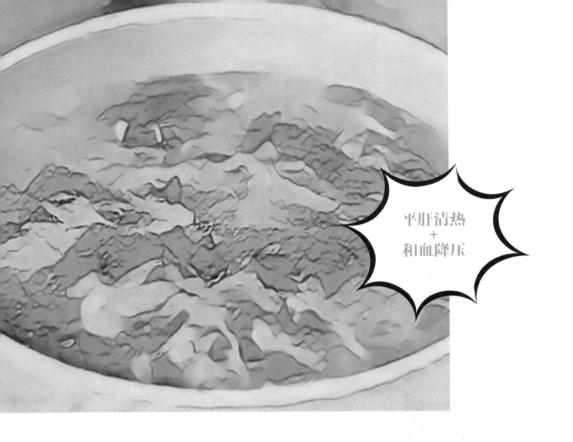

平肝清热
+
和血降压

芹菜叶蛋花汤

材 料

芹菜叶……………………100 克　　植物油、大葱、生姜、盐、清水…各适量

鸡蛋………………………1 个

做　法

❶ 芹菜叶择洗干净；鸡蛋洗净，磕入碗中，打散；大葱洗净，切葱花；生姜洗净，剁成姜末。

❷ 锅置火上，倒入植物油烧至五成热，放入葱花、姜末炝锅，加适量清水烧开，撒入芹菜叶，淋入鸡蛋液搅成蛋花，加盐调味即可。

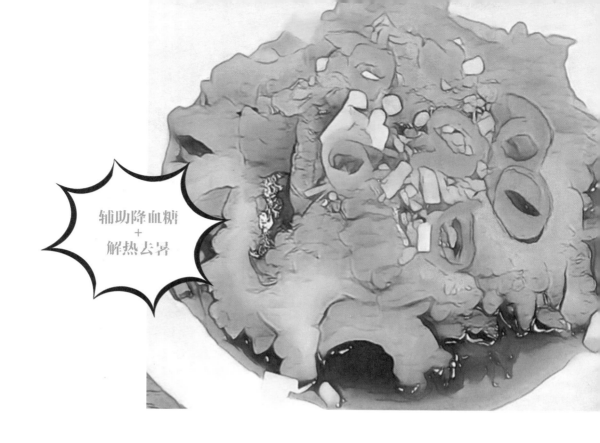

辅助降血糖
+
解热去暑

酸辣苦瓜片

材 料

苦瓜·····························1 根

干朝天椒······················2 个

大蒜、米醋、鲜味酱油、植物油···各适量

做 法

❶ 苦瓜去蒂，洗净，除籽，切片，焯水，沥去水分；大蒜去皮，剁成蒜末；
干朝天椒去蒂，剪成小段。

❷ 取小碗，加蒜末、米醋、鲜味酱油搅拌均匀，制成调味汁；炒锅置火上烧热，
倒入植物油，放入朝天椒小火炝出红油。

❸ 取盘，放入焯好的苦瓜片，淋入调味汁和炝好的辣椒油拌匀即可。

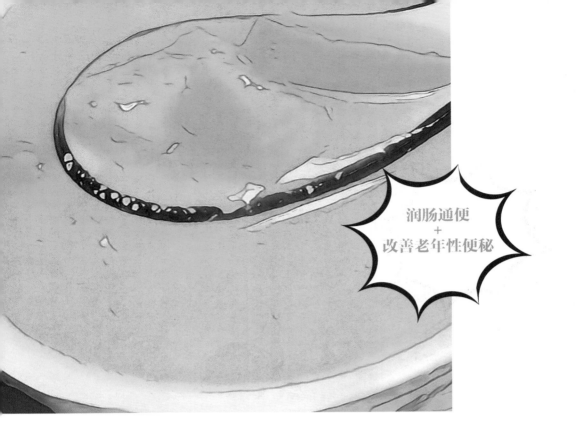

润肠通便
+
改善老年性便秘

玉米红薯粥

材 料

玉米面·································80克　　清水·································适量
红薯·································150克

做 法

❶ 玉米面用冷水调成没有结块的面糊；红薯洗净，去皮，切滚刀块。

❷ 玉米面糊和红薯块倒入汤锅中，加适量清水置火上中火烧沸，转小火煮至红薯块熟透的稠粥即可。

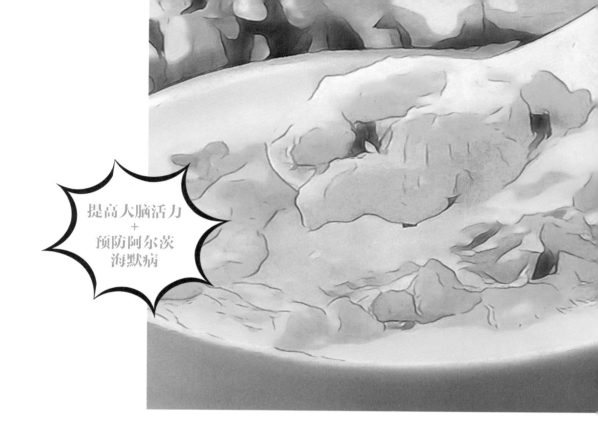

提高大脑活力
＋
预防阿尔茨
海默病

三文鱼蒸蛋羹

材　料

三文鱼鱼肉……………………50克　　　葱末、香菜末、鲜味酱油……各适量

鸡蛋…………………………2个　　　　凉开水………………………150克

做　法

❶ 鸡蛋冲洗一下，磕入碗中，加入 150 克凉开水打散；三文鱼鱼肉洗净，切粒，倒入蛋液中，搅匀。

❷ 将搅打好的蛋液送入蒸锅，上汽后小火蒸 8~10 分钟，出锅，撒上葱末、香菜末，淋上鲜味酱油即可。

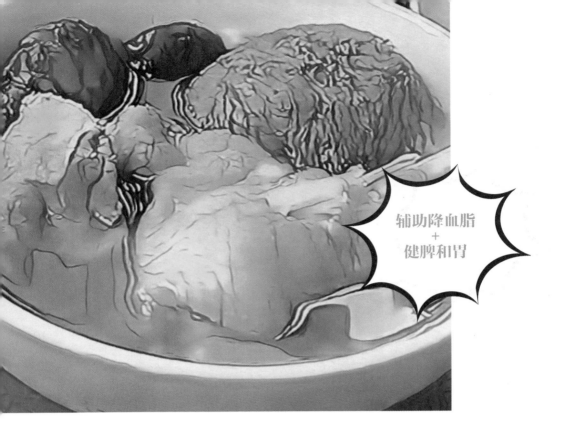

辅助降血脂
+
健脾和胃

猴头菇炖鸡腿

材　料

猴头菇·····················50克
鸡腿······················1个
胡萝卜·····················半根

葱花、大料、酱油、盐、植物油、
清水·····················各适量

做　法

❶ 猴头菇用清水泡发，洗净泥沙，用手撕开，挤净水；胡萝卜洗净，切滚刀块；鸡腿洗净，剁成块，用沸水焯烫去血水。

❷ 锅置火上，倒入适量植物油烧热，炒香葱花、大料，放入猴头菇、鸡腿肉和胡萝卜块翻炒均匀，加少许酱油和适量清水，大火烧开后转小火炖至鸡腿肉烂熟，加盐调味即可。

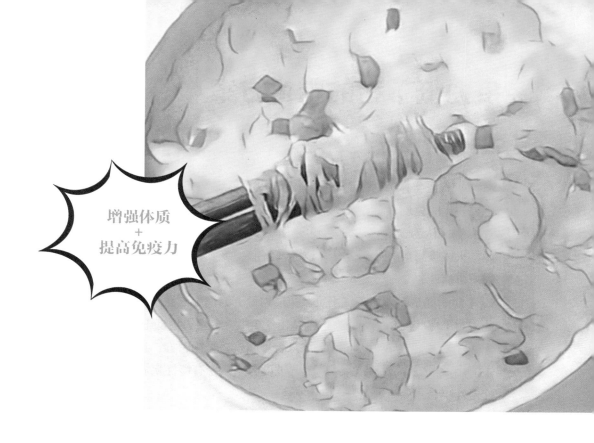

增强体质
+
提高免疫力

圆白菜粉丝虾仁汤

材 料

圆白菜………………………半个　　虾仁………………………50 克

粉丝………………………1 小把　　盐、香油、清水……………各适量

做 法

① 圆白菜择洗干净，去蒂，切丝；粉丝用清水泡软；虾仁挑去虾线，洗净。

② 汤锅置火上，倒入适量清水大火烧开，放入圆白菜和虾仁，煮开后转小火
煮 5 分钟，加粉丝煮 2~3 分钟，加盐调味，淋上香油即可。

免疫力低下者的饮食方案

反复感冒的人这样提高免疫力

现代医学认为，感冒是由细菌或病毒引起的一类上呼吸道感染性疾病，感冒时人的免疫力下降。

中医认为，感冒是在人体正气不足的条件下，又遭风、寒、暑、湿、燥、火或疫毒疬气侵袭导致的以鼻塞流涕、咳嗽、恶寒发热等为主要表现的一类病证。

疾病都是在人体正气不足、免疫力低下的情况下发生的，感冒也是如此。对于那些反复感冒的人，则是正气更虚、免疫力更低下的表现。

容易反复感冒的人平时要注意合理膳食，平衡营养，预防营养不良；生活要有规律，应劳逸结合，避免过度劳累；患有慢性疾病者，应积极治疗慢性疾病，保持心情愉快。

感冒的主要类型

感冒类型	主要症状
风寒感冒	怕冷，无汗，发热轻，鼻流清涕，鼻塞声重，头痛，肢节酸疼，咳嗽，喉痒，痰稀薄色白，舌苔薄白。
风热感冒	不太怕冷，有汗，发热重，鼻流浊涕，鼻塞喷嚏，头痛，咳嗽痰稠，咽喉疼痛，舌苔薄黄。
暑湿感冒	发生在夏季，面垢身热汗出，但汗出不畅，身重倦怠，头昏重痛，胸闷欲呕，鼻塞流涕，舌苔黄腻，咳嗽痰黄，小便短赤。
流行性感冒	寒战高热，胸闷气短，全身酸痛、无力，有转成肺炎的可能。传染性强。

手术、放化疗等肿瘤常规治疗方法都会给身体带来伤害，需要通过加强营养来改善身体机能，增强免疫力，有效抑制癌细胞的发展。所以恶性肿瘤患者更容易营养不良，大约67%的住院肿瘤患者存在营养不良的状况。

三餐适当增加谷物（如大米、玉米、燕麦、高粱、大麦、小麦等）的摄入量，每餐七分饱，在维持正常体重的前提下适当减少热量的摄入；油包括食用油和肉类两部分，适量多吃些白肉（如鸡肉、鱼肉），少吃红肉，不吃香肠等加工肉制品；食品加工方式，推荐低温烹调，如蒸、短时间快炒，不推荐煎炸等易产生致癌物质的烹调方法；要控制盐的摄入量，每天不超过5克盐。此外，还应戒烟，戒烟能降低多种肿瘤的风险；限制饮酒，有助于改善头颈部肿瘤患者的预后；适当喝些绿茶，可对肿瘤患者有保护作用。

术前禁食禁水、术中失血、术后创伤应激对身体形成创伤打击，易导致代谢紊乱，造成外源性和内稳态失衡，进而导致免疫力下降。

处于术后康复的人日常对能量、蛋白质需求增大，宜注意合理饮食，营养失衡会导致术后感染机会增大、易形成慢性伤口等问题。在康复期中应优先补充蛋白质，此外，必需脂肪酸、碳水化合物、矿物质、维生素A、维生素D以及铁、锌、硒等微量元素对伤口愈合，降低术后并发症发生率都有至关重要的作用。

这里要强调一个误区：家里有人一旦做完手术，大家都会很关心，急着购买各种补品和名贵药材为患者补身子。这种做法是不对的，术后的关键是通过合理饮食恢复胃肠功能而非马上进补。最好在患者的胃肠功能完全恢复后再进补，否则不仅影响吸收、浪费药材，还有可能给胃肠道带来负担，影响恢复。

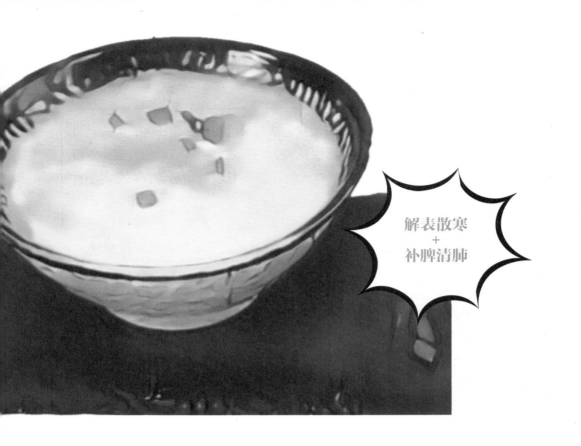

解表散寒
＋
补脾清肺

葱白粳米粥

材 料

粳米……………………100 克　　白糖、清水………………各适量

葱白………………………1 根

做　法

❶ 粳米淘洗干净；葱白洗净，切段。

❷ 粳米倒入汤锅中，加适量清水大火烧开，转小火煮至粳米八九成熟时，下
　入葱白段煮 10 分钟，加白糖调味，趁热食用，每天 1 次。

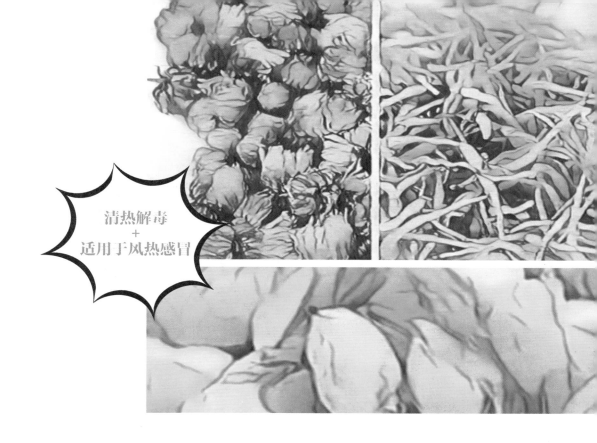

清热解毒
+
适用于风热感冒

三花感冒茶

材 料

金银花·····························15 克   茉莉花·····························3 克
胎菊·····························10 克

做　法

① 金银花、胎菊、茉莉花分别用清水冲洗一下，洗去浮尘。

② 取大杯，放入金银花、胎菊、茉莉花，用 80℃左右的开水冲泡，盖上杯
盖闷泡至温热，代茶饮用即可。

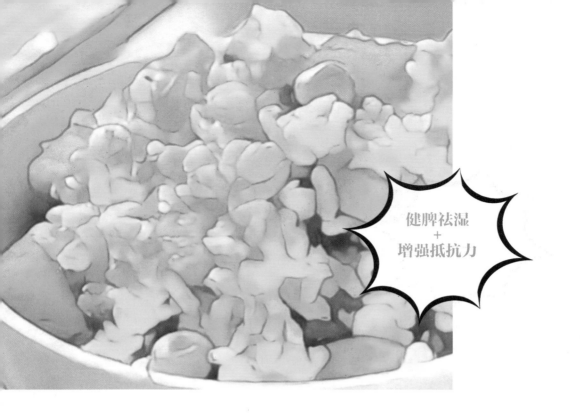

健脾祛湿
+
增强抵抗力

薏米香菇饭

材 料

薏米⋯⋯⋯⋯⋯⋯⋯⋯⋯⋯20 克　　胡萝卜半根，植物油、鲜味酱油、

大米⋯⋯⋯⋯⋯⋯⋯⋯⋯⋯30 克　　清水⋯⋯⋯⋯⋯⋯⋯⋯⋯⋯各适量

鲜香菇⋯⋯⋯⋯⋯⋯⋯⋯⋯3 朵

做 法

❶ 薏米淘洗干净，用清水浸泡 2~3 小时；大米淘洗干净；鲜香菇去柄，洗净，放入沸水焯烫，捞出，沥干水分，切丁；胡萝卜洗净，切丁。

❷ 薏米、大米、香菇、胡萝卜丁一同倒入电压力锅内胆中，放入盐、鲜味酱油和植物油拌匀，加没过锅中食材两个指腹的清水。

❸ 盖好电压力锅的锅盖，选择蒸米饭键，蒸至提示米饭蒸好，自然泄气后再焖约 10 分钟即可。

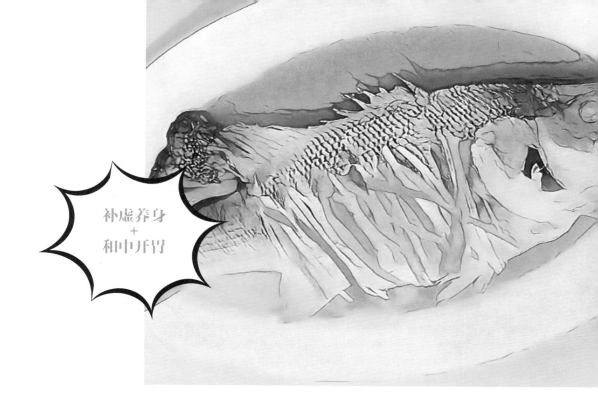

补虚养身
+
和中开胃

清蒸鲈鱼

材 料

鲈鱼……………………1 条　　姜丝、葱丝、植物油…………各适量

蒸鱼豉油、姜片……………各适量

做 法

❶ 姜片铺在盘底，收拾干净的鲈鱼放在姜片上面，鱼身上放适量姜丝。

❷ 将鲈鱼送入蒸锅，上汽后蒸 8~10 分钟，倒掉盘中的汤汁，淋上蒸鱼豉油，
在鲈鱼上放葱丝。

❸ 炒锅置火上，倒入植物油，待烧至轻微冒烟时将油浇在鱼身上即可。

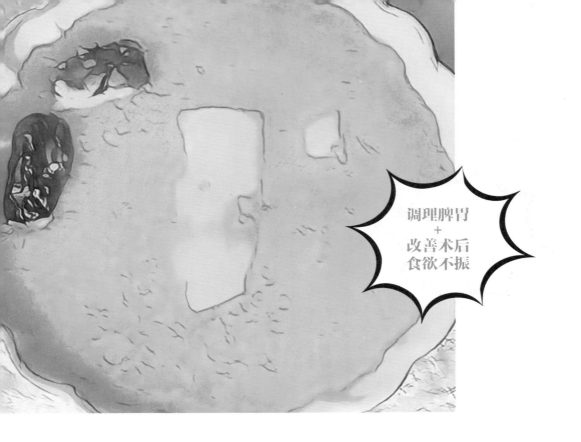

调理脾胃
+
改善术后
食欲不振

小米山药红枣粥

材 料

小米……………………100 克
山药……………………150 克

红枣……………………3 个
清水……………………800 毫升

做　法

❶ 小米淘洗干净；山药去皮洗净，切块；红枣洗净，去核。

❷ 小米、山药块、红枣放入砂锅中，加 800 毫升清水大火烧开，转小火煮至
米粒熟烂的稀粥即可。

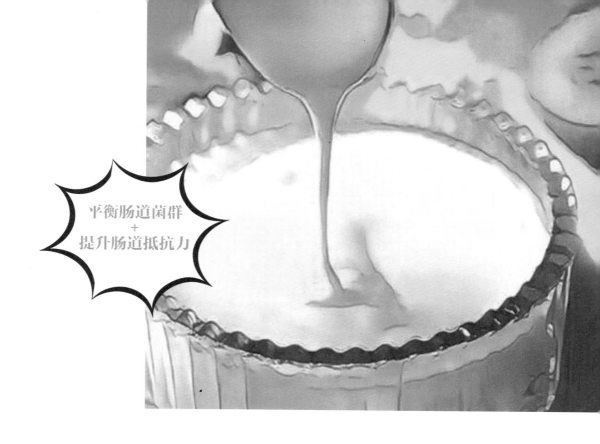

平衡肠道菌群
+
提升肠道抵抗力

自制酸奶

材 料

纯牛奶·······················500 克　　白糖······························少许
原味酸牛奶·················100 克

做　法

❶ 玻璃保鲜盒用开水烫洗消毒,控干水分;牛奶倒入锅中加热至温热不烫手,
加入白糖和酸奶搅匀,装入玻璃保鲜盒中,盖严盒盖。

❷ 将装有奶液的玻璃保鲜盒放入烤箱,开启烤箱的发酵功能,发酵 4 个小时
至奶液凝固且细腻平滑即可。发酵好的酸奶可根据自己的喜好搭配各种果
干等一起食用。

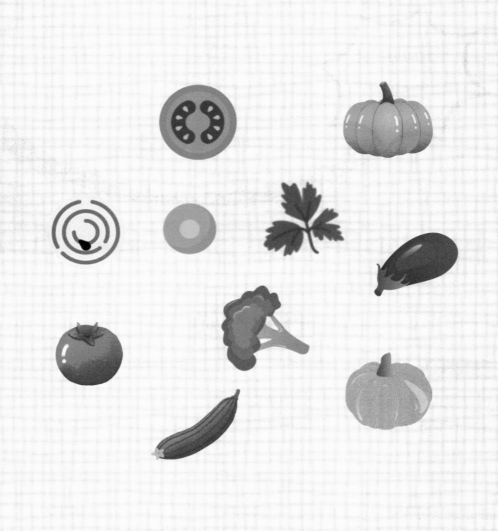

第五章

学点中医养生
轻松提升免疫力

中医学很早就认识到了人体具有对抗疾病的自然免疫力，如《素问·刺法论篇》提出"正气存内，邪不可干"。人体正气充足，即抵抗力和免疫力强，就不容易得病。学点儿中医养生的简便小方法，以提升正气，这样邪气就没有机会侵袭我们的身体，可提升我们的免疫力，减少生病的机会。

每天按摩几分钟，逐步增强免疫力

按摩是通过穴位的刺激而发挥作用的，可提高机体中性粒细胞的吞噬能力，提高血液免疫球蛋白的水平，从而提升机体的免疫力和抗病能力。

按摩头部

中医认为头为一身之主宰，诸阳所会，百脉相通。人体十二经脉和奇经八脉都汇聚于头部，有近50个穴位。经常按摩头部，可以促进头部血液循环，疏通气血，起到增强免疫力的作用。

用梳子梳头

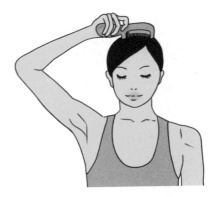

全身放松，手持梳子与头皮成90°角，梳齿深触头皮，先从头顶正中开始，顺着头发生长的方向梳刮；再从前额的发际向颈后的发根处梳；最后从头部两侧由前到后边梳。反复梳至头皮微微发热、发麻为宜，每天早晚各梳1次，每次梳2~3分钟即可。

刺激百会穴

刺激百会穴的手法有两种，其一是按摩法，睡前端坐，用掌指来回摩擦百会穴至发热为度，每次100下；其二是叩击法，用右空心掌轻轻叩击百会穴，每次100下。

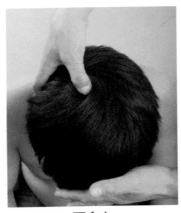

百会穴

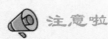 注意啦

❶动作要轻缓，力度均匀适中，一般以感觉胀热、舒适为宜。

❷按摩前宜先清洁双手，修剪指甲，以免损伤头皮。

❸宜用木梳子梳头，更有助于促进血液循环，减少对头皮的刺激和刮伤。

按摩耳部

耳郭作为人体的缩影，在结构和功能上与五脏六腑、四肢百骸有着密切的关系。刺激耳部的相关穴位，能起到调理相关脏腑疾病的作用，当然也可以利用耳穴来强身健体，提高免疫力。

鸣天鼓

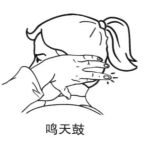

两手心掩耳，然后用两手的食指、中指和无名指分别轻轻敲击脑

鸣天鼓

后枕骨，发出的声音如同击鼓，所以称作"鸣天鼓"。坚持每天睡前重复做 64 次，或者早晚各做 32 次。

捏耳垂

用拇指、食指捏持耳垂，反复揉搓，并同时向下牵拉，以带动整个耳郭向下延伸，牵拉的力量以不使耳根及耳郭疼痛为度。

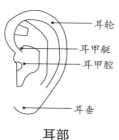

耳部

摩耳轮

用食指贴耳郭内层，拇指贴耳郭外层，不分凹凸高低处，相对捏揉。此法不拘次数，做 2~5 分钟，以耳部感到发热为止。每日 1 次。

揪耳

每天早晨起床后，右手绕过头顶，向上拉左耳 14 次；然后左手绕过头顶，向上拉右耳 14 次。有空时一天可揪耳多次。

揉耳前法

用两手食指分别按揉耳屏前方的耳门穴、听宫穴、听会穴，力度以胀痛感能承受为度。每次按揉 5~10 分钟。

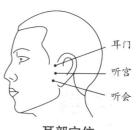

耳部穴位

 注意啦

❶ 按摩耳部要长年坚持，才能渐显功效。
❷ 耳部患有急性炎症时应暂停按摩。
❸ 按摩前应把指甲修剪得平整光滑。

捏脊

捏脊是指用双手手指沿脊柱及两旁自下而上连续提捏肌肤的按摩方法。捏脊有疏通经络、调整阴阳、促进气血运行、改善脏腑功能、提高免疫力的作用。之所以有如此的功效，是因为捏脊通过捏提等手法作用于背部的督脉、足太阳膀胱经。

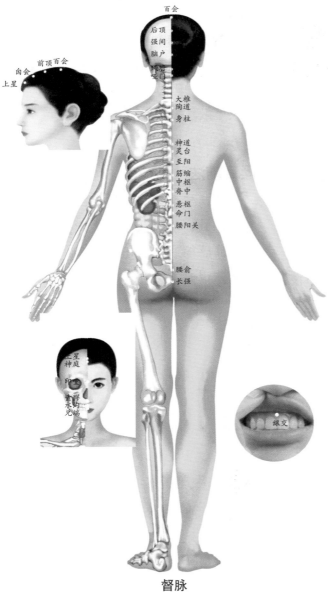

督脉
共 29 穴位

脊背正中间是督脉，督脉为"阳经之海"，是全身气血运行的大枢纽，能总督、统摄一身之阳，全身阳气的运行、分布无不与之密切相关。一切生命活动就是阳气的体现。通过捏提督脉，能够畅通督脉，激活、升发人体的阳气，增强体质，提高免疫力。

督脉的两旁有足太阳膀胱经，这是人体循行部位最广的一条经脉，五脏六腑所有的背俞穴（即肺俞、厥阴俞、心俞、肝俞、胆俞、脾俞、胃俞、三焦俞、大肠俞、小肠俞、膀胱俞）都分布在膀胱经的第一侧线上。所谓"俞"，就是"输"，是"输注"的意思，这是脏腑精气输注之处。因此，捏提足太阳膀胱经能够调理五脏六腑的气血，增强五脏六腑的功能，进而提高免疫力。

捏脊的具体操作方法为：被捏脊者取俯卧位，操作者用两手沿其脊柱及其两旁用拇指指腹与食指、中指指腹对合，挟持肌肤，拇指在后，食指、中指在前。

然后食指、中指向后捻动，拇指向前推动，边捏边向项枕部推移。来回重复操作3~9遍，一般每天捏脊1次即可。若能坚持3个月以上，身体的整体状况及免疫力都会大大提升。

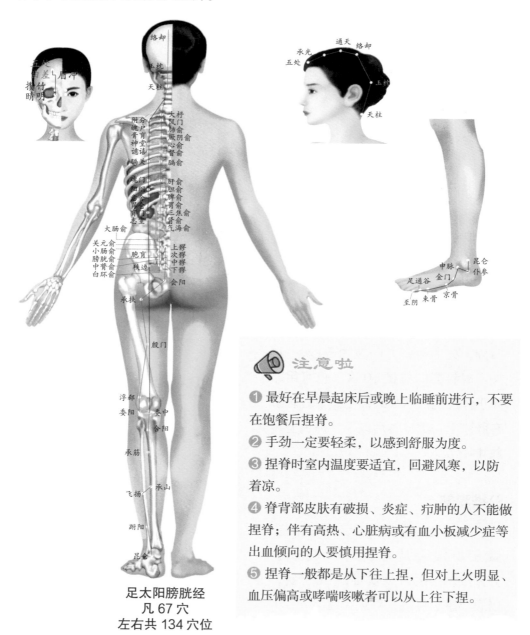

足太阳膀胱经
凡67穴
左右共134穴位

📢 注意啦

❶ 最好在早晨起床后或晚上临睡前进行，不要在饱餐后捏脊。

❷ 手劲一定要轻柔，以感到舒服为度。

❸ 捏脊时室内温度要适宜，回避风寒，以防着凉。

❹ 脊背部皮肤有破损、炎症、疖肿的人不能做捏脊；伴有高热、心脏病或有血小板减少症等出血倾向的人要慎用捏脊。

❺ 捏脊一般都是从下往上捏，但对上火明显、血压偏高或哮喘咳嗽者可以从上往下捏。

按摩胸腹部

现代医学认为，处于胸骨后面、纵隔前方的胸腺，是一个主宰免疫系统的组织。有研究表明，经常摩擦胸部，使外力对胸腺产生良性刺激，可促进胸腺功能，对人体抗感染、保健及延缓衰老，都有重要的作用，从而有助于提高人的免疫能力。

腹部按摩就是"揉肚子"。人体的消化器官主要集中在腹部，按摩腹部能帮助肠道更好地进行消化和营养的吸收，从而获得免疫力的提升。

摩擦胸部

将双手摩擦至发热，用手掌从上到下，从左到右地对胸部剑突处至颈下区进行摩擦，直到皮肤微红，有轻微热感为止。但须注意，用力要均，以防擦伤皮肤。如此早晚各做一次。

按揉肚脐

将手心放在肚脐上，采用逆时针和顺时针交替的方法轻揉肚脐及四周，先顺时针方向按揉 50 次，再按逆时针方向按揉 50 次。也可用略高于体温的热水袋或热毛巾，轻轻敷在肚脐上，数分钟后取下，每天坚持敷 1~2 次。

分推腹部

取站姿，全身放松，用四指指腹沿肋弓边缘从上至下，向腹部两旁分推，稍用力，每次推 5~10 分钟，以腹部感觉温热、舒适为宜。

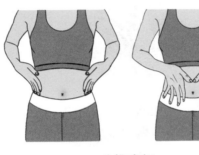

分推腹部

 注意啦

❶ 按揉肚脐时用力要适度，精力集中，呼吸自然。揉腹时，出现饥饿感，或产生肠鸣音、排气等，属于正常反应，不必担心。

❷ 腹部皮肤有化脓性感染或腹部有急性炎症（如肠炎、阑尾炎等）时，不宜按揉，以免炎症扩散；腹部有癌肿，也不宜按揉，以防损伤或出血。

按摩脚底

脚位于下肢末端，分布着很多神经末梢和毛细血管，脚底有人体各器官的反射区，还分布着众多的经络穴位，且对应着人体的五脏六腑。通过按摩脚底，在促进血液循环、加速新陈代谢、改善睡眠的同时，可以提高机体免疫系统的功能，增加机体抗体的产生，吞噬细胞的吞噬作用等都会加强，从而保护机体健康。

搓按脚底

睡前用热水泡脚后，取坐姿，用两手的大拇指指腹按揉涌泉穴50下，以感觉酸痛为度，两脚互换。另外，也可以结合最简单的选反射区方法，就是寻找压痛点，结合自身的感觉，进行搓揉。

搓擦脚底

用热水泡脚后，用一手握住脚背，用另一只手的手掌来回搓摩整个足底部108次，以感觉发烫发热为度。然后用同样方法搓另一脚的脚底。

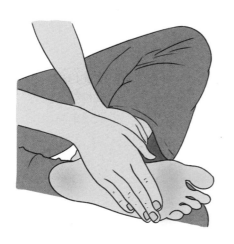

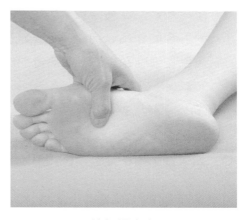

按揉涌泉穴

 注意啦

❶ 进行足部按摩前用温水洗净足部，全身放松。

❷ 每日脚底的按摩可持续30分钟左右，按摩结束后可以饮一杯白开水，这样有利于气血的运行，从而达到良好的按摩效果。

❸ 患有严重疾病，或足部有感染、伤损者，禁止按摩足部。

药食两用中草药，助力免疫力提升

枸杞
——调节免疫功能、保肝、抗衰老

推荐理由

　　枸杞富含维生素、铁等人体必需的营养成分，并含有甜菜碱、酸浆果红素、玉蜀黍黄素等特殊营养成分，有促进和调节免疫功能、滋补肝肾的作用。枸杞多糖是枸杞中最重要、最关键的成分，能显著提高吞噬细胞吞噬细菌和病毒的能力。

Q&A

Q：如何鉴别枸杞是否被硫磺熏过？

A： 1. 被硫磺熏过的枸杞多为鲜红色，表皮较为光滑，外观特别诱人，而没被硫磺熏过的枸杞多为暗红色，表皮应该是干皱的，所以买枸杞的时候一定不要贪"色"。

　　2. 可以抓一把枸杞，用手捂一会，然后放到鼻子前闻一下，如果气味较刺鼻，那就很明显是被硫磺熏过的。

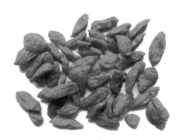

食用宜忌 *Yes or No?*

☑ 枸杞非常适合体质虚弱、抵抗力差的人食用。

☑ 每天吃一点枸杞，长期坚持吃，才能获得枸杞的保健功效。

☒ 正在感冒发热、身体有发炎症状、腹泻的人，最好别吃枸杞。

☒ 不要长时间地清洗枸杞，长时间清洗会导致枸杞的营养成分流失，在温水里稍微洗一下就可以。

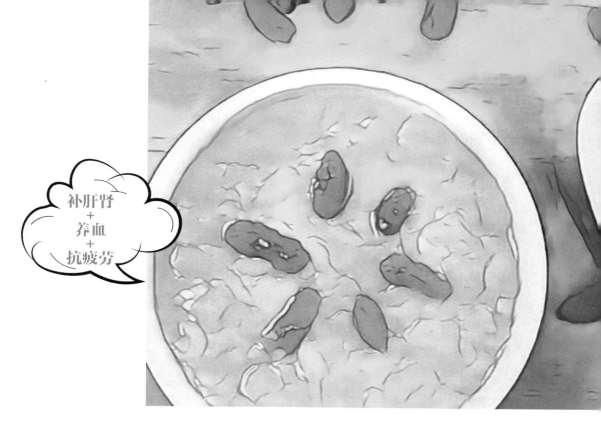

补肝肾
+
养血
+
抗疲劳

枸杞大米粥

材　料

枸杞……………………… 30 克　　清水…………………………适量

大米………………………50 克

做　法

① 枸杞用温水清洗干净，沥干水分；大米淘洗干净。

② 将大米倒入锅中，加适量清水，大火烧开后转小火煮至米粒熟烂的稀粥，

加枸杞略煮即可。

黄芪

——防病保健康

🍲 推荐理由

民间流传着"常喝黄芪汤，防病保健康"的顺口溜，意思是说经常用黄芪泡水当茶喝，具有良好的防病保健作用。黄芪含有多糖、黄酮类、硒等营养物质，具有增强机体免疫功能的作用。黄芪在体液免疫，增强单核巨噬细胞的吞噬活性，对体细胞、自然杀伤细胞释放免疫活性物质，诱生干扰素、白细胞介素等多方面表现出多种生理活性。黄芪能增强病毒诱生干扰素的能力，易感冒者服用黄芪后，可提高白细胞对病毒诱生干扰素的能力，使感冒次数明显减少。

Q&A

Q：夏天适合吃黄芪吗？

A：夏天最好不吃黄芪，因为夏天吃黄芪容易上火，容易出现流鼻血、心烦气躁、脸颊泛红等问题，最好在天气比较凉的时候用黄芪。

Q：睡前适合吃黄芪吗？

A：睡前不要吃黄芪，因为黄芪含有促进血液循环和扩张血管的成分，睡前食用影响睡眠质量，同时黄芪有利尿作用，容易导致夜尿增多而影响睡眠。

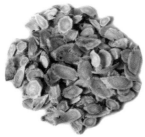

食用宜忌 *Yes or No?*

☑ 黄芪的用量以每天 5~10 克为宜，一旦超过这个量，就容易上火。

☑ 气血两亏、表虚自汗、容易疲劳以及体质虚弱的人群是适合吃黄芪的。

☒ 气滞湿阻、有食积、毒疮初起或溃后热毒尚盛等实证者，以及阴虚阳亢者，不宜使用黄芪，否则会加重病情。

☒ 孕妇和经期女性不宜用黄芪。经期女性用黄芪容易导致月经紊乱、月经量增加；孕期女性用黄芪容易刺激胎儿，增加滑胎的风险。

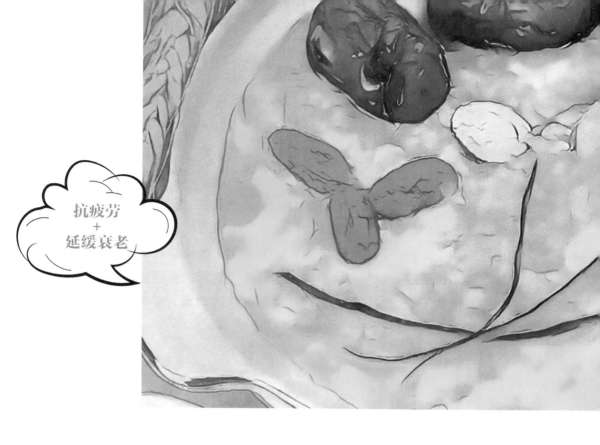

抗疲劳
+
延缓衰老

黄芪滋补粥

材 料

黄芪……………………10克　　绿豆、薏米、扁豆、莲子、红枣、
　　　　　　　　　　　　　　　枸杞、清水………………各适量

做 法

❶ 绿豆、薏米、扁豆、莲子、红枣、枸杞清洗干净，绿豆、薏米、扁豆、
莲子分别用清水浸泡3~4小时。

❷ 黄芪用水冲洗掉浮尘，用清水浸泡20分钟，浸泡过黄芪的水备用。

❸ 汤锅置火上，放入所有食材，倒入浸泡黄芪的水和适量清水，大火烧开后
转小火煮40分钟，再放入枸杞煮10分钟即可。

人参

——扶正固本，增强抗御病邪的能力

推荐理由

　　人参的提取物能提高人体对外界病毒的抵抗力和免疫力。人参可以提升吞噬细胞的活力，刺激人体内抗原体的活性来加快人体内 B 淋巴细胞和 T 淋巴细胞裂变增殖速度，通过阻止免疫功能低下引起的机体各种不良反应。刺激机体恢复正常的免疫功能，并通过影响造血祖细胞及造血干细胞，从而起到增强免疫细胞的功能，提高机体抵抗力的作用。

Q&A

Q：产妇可以吃人参吗？

A：产妇慎吃。产后吃人参，一定要把握好服用的时间，一般应在产后 3 周以后，此时伤口已愈合，恶露已尽，有利于体力恢复，但一次不宜服食过多，服食的次数也不应过频，否则可使血循环加速，这对刚生完小孩的产妇很不利，因为孕妇在分娩过程中，内、外生殖器的血管多有损伤，而过量服食人参，有碍受损血管的愈合，容易引起出血。最好在医生指导下服用。

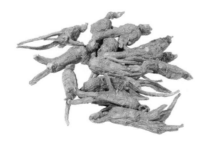

食用宜忌　Yes or No?

☑ 人参的适用人群主要是有气虚症状者，例如体虚无力、面色苍白，动不动就气喘吁吁等。又如，贫血症患者，往往兼有气虚证，也可以吃人参。

☒ 失眠、血液黏稠者及患有动脉硬化、胃病、胆囊炎、胆结石的人，不宜食用人参。

☒ 婴幼儿、少年、血气方刚的青壮年，有出血倾向者，不可盲目用人参。

☒ 患疮、疥、痈或咽喉肿痛者，也要慎用人参，以免加重病情。

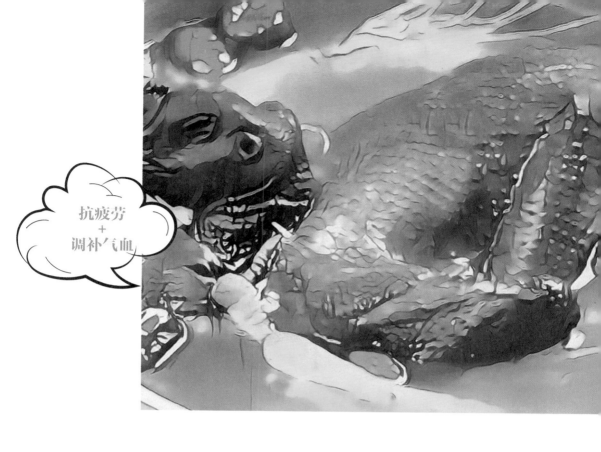

抗疲劳
+
调补气血

人参乌鸡汤

材 料

净乌鸡·····················1 只　　红枣·····················3 个

人参·····················5 克　　姜片、清水·············各适量

枸杞·····················10 克　　盐·····················少许

做 法

❶ 净乌鸡用沸水焯烫去血水，捞出，冲洗掉血沫；人参、枸杞、红枣用清水
冲洗掉浮尘。

❷ 将乌鸡、人参、枸杞、红枣、姜片放入炖盅内，加适量清水炖 2 小时，加
盐调味即可。

山药

——增强体质，抗衰老

山药的营养价值较高，具有增强免疫力、抗衰老等作用。经常吃山药能让身体补充足够的营养物质来提高免疫力，对于一些免疫力比较弱的人经常吃山药可以增强体质，让人不容易生病。现代医学研究发现，山药富含果胶，食用后能减少肠道内致癌物对肠道的刺激，对预防消化道肿瘤有利。近年又发现山药是人体干扰素的诱生剂，能增加 T 淋巴细胞的活性，提高网状内皮系统的吞噬能力，促进细胞免疫功能。

Q&A

Q： 削鲜山药手痒怎么办？

A： 鲜山药的皮中含有皂角素，其黏液里含植物碱，皮肤接触这两种成分就会出现瘙痒。削鲜山药手痒时马上用肥皂水或者白酒洗一下。如果很痒，那就试试把手放在大米里反复地搓，也能缓解瘙痒感。最好的预防办法是把山药外皮洗干净后，戴个手套，或在手上套个保鲜袋，然后再削皮。

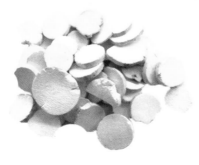

食用宜忌　　*Yes or No?*

☑ 干的山药一般入药多一些；新鲜的山药，拿来做菜的多一点。新鲜的山药作为我们常用的养生主食也是可以的。

☑ 脾胃虚弱、消化吸收差、腹胀、倦怠无力、病后虚弱者尤其适合食用山药，可起到不错的调养和保健功效。

☒ 山药有收涩的作用，故大便燥结者不宜食用。

☒ 山药是偏补的药，甘平且偏热，体质偏热、容易上火的人也要慎食。

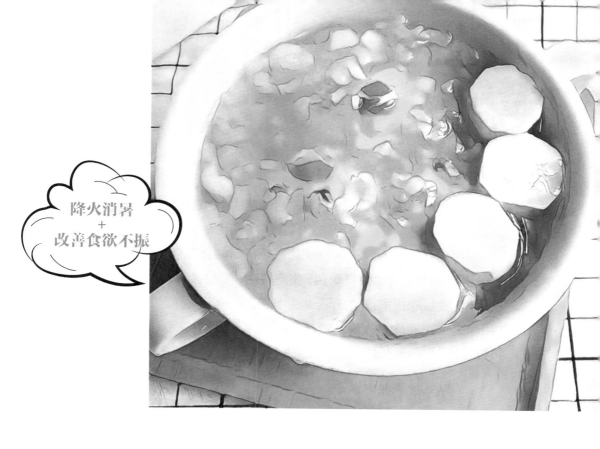

降火消暑
＋
改善食欲不振

薏米山药梨粥

材料

干山药片⋯⋯⋯⋯⋯⋯⋯20克 白梨⋯⋯⋯⋯⋯⋯⋯⋯⋯⋯1个

薏米、红小豆⋯⋯⋯⋯各25克 冰糖、清水⋯⋯⋯⋯⋯⋯各适量

做　法

❶ 将白梨去皮，切成小块；薏米洗净，用清水浸泡2~3小时；红小豆洗净，
用清水浸泡4~5小时；干山药用清水浸泡1小时。

❷ 将白梨块、薏米、红小豆、山药、冰糖一同倒入砂锅中，加适量清水，
大火煮沸后用小火熬至粥略稠即可。

金银花

——抑制致病菌，退热消炎

🥄 推荐理由

　　金银花煎剂能增强白细胞的吞噬功能，有明显增强炎性细胞吞噬功能的作用，还能促进淋巴细胞转化，提高人体免疫力，增强体质。体外抗菌实验表明，金银花对十几种致病菌如金黄色葡萄球菌、大肠杆菌、痢疾杆菌、溶血性链球菌、伤寒杆菌、霍乱弧菌等均有抑制作用。实验证明金银花提取液能消除炎症水肿，也有明显抗渗出和抗增生的作用。金银花能透热达表，对口渴咽喉痛、温病初期身热、外感风热等病症的调理都有帮助。

Q&A

Q：金银花除了泡水还能怎么服食？

A：干的金银花适合泡水，而鲜的金银花适合凉拌或者炒食。金银花的采收季是每年的五六月份，采摘金银花的嫩叶和盛开的鲜花，洗净，用开水快速焯烫，可以拿来凉拌或者炒食。也可以在做别的凉拌菜时加一些焯烫过的鲜金银花用以点缀。

Q：金银花的选购和储存需要注意些什么？

A：金银花的选购：以色黄白、肥大者为佳。金银花的存储：置阴凉干燥处，防潮，防蛀。

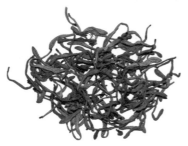

食用宜忌 Yes or No?

☑ 金银花属性偏冷，不适合长期服用，应该尽可能在炎热的夏季服用。

☑ 金银花泡水与泡茶一样，冲泡两三次即可，隔夜后就不要再喝了。

☒ 金银花泡水宜热饮不宜冷饮，冷饮容易导致腹泻。

☒ 金银花适合体质平和或体质内热者服用，脾胃虚寒者少用或禁用。

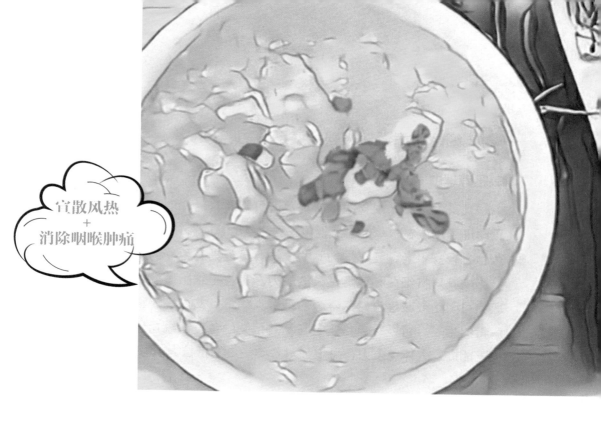

宣散风热
+
消除咽喉肿痛

金银花瘦肉粥

材 料

鲜金银花（带叶）·············15克　　　葱花、料酒、清水·············各适量

大米·····························80克　　　盐、香油·······················各少许

瘦猪肉···························50克

做　法

❶ 鲜金银花摘洗干净，放入沸水中煮10分钟，过滤掉金银花，金银花水备用；瘦猪肉洗净，剁成肉末，加料酒拌匀。

❷ 大米淘洗干净，放入汤锅中，倒入金银花水和适量清水，大火烧开后转小火煮至米粒八成熟，下入肉末煮熟，待粥略稠，加盐调味，淋上香油，撒上葱花即可。

灵芝

——对抗细菌和病毒，增强免疫系统功能

 推荐理由

灵芝甘、平，现代医学认为灵芝可延缓衰老，增强抗病能力，这正印证了《神农本草经》上说灵芝可"益心气，补中，增慧智，不忘。久食，轻身不老，延年神仙"的说法。灵芝具有免疫刺激作用，可直接影响其对抗细菌和病毒感染的能力。实验室细胞研究表明，灵芝提取物可阻止或减缓流感病毒、乙型肝炎病毒、艾滋病病毒和许多其他病毒的生长。可逆转免疫衰老与年龄相关的免疫系统功能下降。服食灵芝能提升人体免疫力，可增强对各类病毒的抵抗力。

Q&A

Q：能长期服用灵芝吗？

A：连续服用灵芝不要超过三个月，一般坚持服用一个多月就能够收到较好的效果。长时间大量服用灵芝可能虚不受补，导致身体各方面出现问题，甚至还会产生不良反应，严重者可能导致死亡。

食用宜忌 *Yes or No?*

☑ 灵芝的保健用量一般为每日 3~6 克；用灵芝泡酒的话，每日饮用量不要超过 30 毫升；药用的量要遵医嘱。

☒ 灵芝过敏者；怀孕 3 个月内的孕妇；手术前后一周内或正在大出血的病人；心肝火旺、消化不良者应避免服食灵芝。

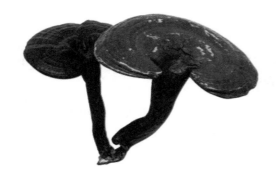

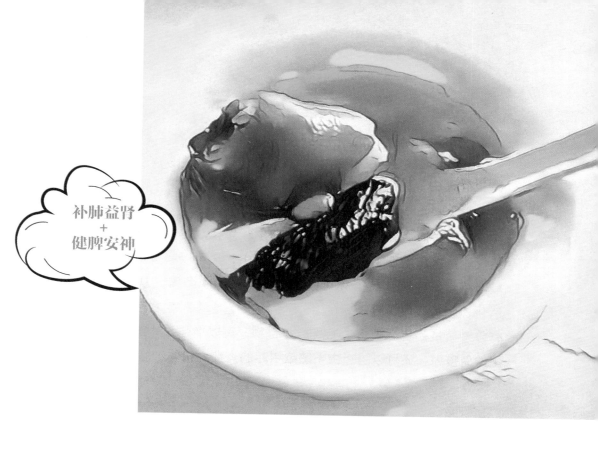

补肺益肾
+
健脾安神

灵芝炖猪蹄

材料

猪蹄……………………1个
灵芝片……………………6克

葱段、姜片、料酒、清水…各适量
生抽、盐、植物油………各少许

做 法

① 猪蹄刮净残毛和脏污，斩成小块，放入沸水烫透，捞出。

② 锅中倒入植物油，烧至油温六成热，加葱段、姜片煸香，放入猪蹄、灵芝片、料酒、生抽、盐和适量清水，大火烧沸后，改用小火炖至猪蹄熟烂，出锅即成。

生姜

——增强抵抗病毒和细菌的免疫力

推荐理由

　　生姜富含抗氧化剂姜辣素，有助于增强人体免疫力，预防多种疾病。英国卡迪夫大学曾经做过一项研究，发现生姜中的倍半萜类物质不仅能抗击鼻病毒（最常见的感冒病因），还可以缓解鼻黏膜充血等其他感冒、流感症状。姜可以温暖身子，温中和胃，从而促进食物消化、营养吸收，提高免疫力，同时生姜富含多种生物活性物质，能有效杀菌抗病毒。姜含有的抗炎化合物，可以增强人体抵抗病毒和细菌的免疫力，还可以防止由于感染引起的炎症对机体细胞的损害。

Q&A

Q：吃生姜要不要去皮？

A：脾胃虚寒者吃生姜，应将皮去掉，皮是凉性的，食用过多，易加重脾胃虚寒的症状。还有就是与寒性食物一起食用的时候，就要将姜皮去掉，避免给身体带来更多的寒气。

　　而不去皮的生姜能利水消肿，湿气重的人吃生姜就可以不去皮，能够帮助去除体内的湿气，缓解湿气重的不适症状。不去皮的生姜，还能帮助调节体内的火气，不至于让火气旺盛。

食用宜忌　*Yes or No?*

☑　在炎热的夏季，吃姜可以起到排汗降温、提神的作用，所以在我国民间流传有"冬吃萝卜夏吃姜，不用医生开处方"的谚语。

☒　生姜性热，内热者不宜食用。内热的表现有胃热呕吐、口臭，肺热燥咳，痛疮溃烂，痔疮出血等。

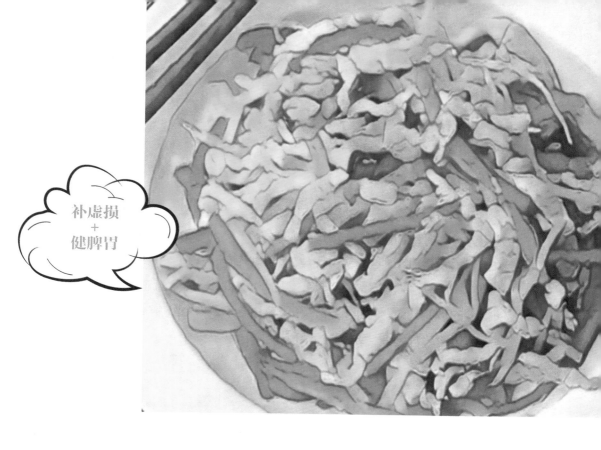

补虚损
+
健脾胃

嫩姜炒肉

材 料

嫩姜·····················100克
鸡胸肉·····················150克
红尖椒·····················1个

料酒、淀粉·····················各适量
生抽、植物油、盐、蚝油···各少许

做 法

1. 嫩姜洗净，切丝；鸡胸肉去净筋膜，切成细条，加生抽、料酒、淀粉抓匀；红尖椒去蒂，除籽，切丝。

2. 炒锅置火上，倒入适量植物油烧至六成热，下入鸡肉翻炒至变色，放入姜丝和红尖椒丝翻炒至断生，加盐和蚝油调味即可。

马齿苋

——激活免疫细胞，增强免疫力

📖 推荐理由

马齿苋提取液能显著提高正常淋巴细胞和 PHA 诱导淋巴细胞的增殖能力，同时能通过激活巨噬细胞来增强人体的免疫力。马齿苋中存在的黄酮类物质对多种细菌有着很好的抑制作用，比如说伤寒杆菌、变形杆菌、大肠杆菌以及痢疾杆菌等，同时对真菌、金黄色葡萄球菌也有不同程度的抑制功效。除此之外，马齿苋中含有铁、锰、锌等微量元素，对提高机体免疫力有一定的补充作用。

Q&A

Q：如何减少鲜马齿苋的草酸含量？

A：鲜的马齿苋富含草酸，比菠菜中的草酸含量要高，摄入过量的草酸，容易引发草酸性肾结石。因此，鲜的马齿苋最好焯一下水再进行烹饪，这样能够减少 40% 以上的草酸，焯一下水后就没有什么涩口的感觉了，吃起来口感也会更好。而有较高肾结石风险或肾结石病史的患者，则建议尽量避免食用鲜马齿苋。

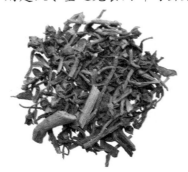

食用宜忌　Yes or No?

☑ 鲜的马齿苋可蘸酱、凉拌、炒食、作馅、作羹、作汤，也可切碎，加在发酵好的面里烙饼或蒸馍吃。

☒ 马齿苋不宜与以下西药同用：磺胺类；氢氧化铝、氨茶碱等碱性药；氨基苷类（庆大霉素、链霉素、红霉素、卡那霉素等）；阿司匹林、呋喃妥因、利福平、吲哚美辛等。

☒ 马齿苋性寒，脾胃虚寒者慎用。

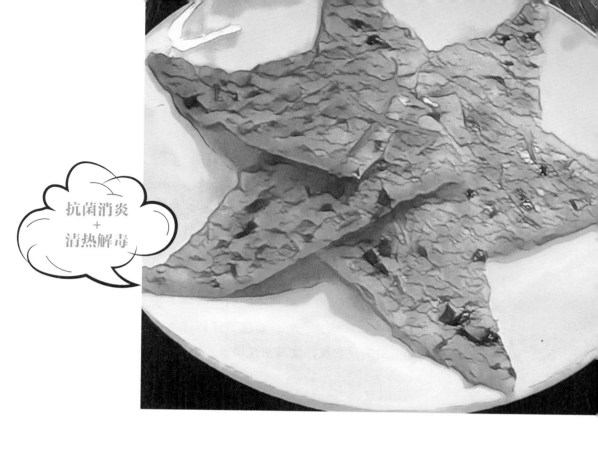

抗菌消炎
＋
清热解毒

马齿苋煎蛋

材　料

鲜马齿苋······100 克　　　盐、植物油······各少许
鸡蛋······2 个

做　法

① 鲜马齿苋摘洗干净，用沸水快速焯烫，捞出过凉，攥干水分，切碎；鸡蛋磕入碗中，打散，加入切好的马齿苋，加盐拌匀。

② 煎锅置火上，倒植物油烧至六成热，淋入鸡蛋液煎至蛋饼熟透且两面金黄即可。

鱼腥草

——抑菌抗病毒，提高免疫力

推荐理由

现代药理学研究表明，鱼腥草含有的挥发油、鱼腥草素等多种成分，对肺炎双球菌、真菌、金黄色葡萄球菌等多种致病菌，以及流感病毒、钩端螺旋体等有较强的抑制作用，能增强巨噬细胞的吞噬能力，提高人体免疫力。除此之外，大量研究证实，鱼腥草具有抗辐射的作用，不仅适用于空勤人员，也适用于常常接触辐射源的人员，如接触影像CT、电脑、手机等人群。除此之外，鱼腥草还能提高畜禽的免疫力和生长性能，增加畜禽的采食量，使其快速增重，提高成活率。

Q&A

Q: 鲜的鱼腥草和干鱼腥草有什么不同？

A: 鲜的鱼腥草有强烈的鱼腥味，维生素和矿物质含量丰富；干燥的鱼腥草没有强烈的鱼腥味，但微有芳香，加热水泡时，则挥发出一种类似肉桂的香气，颜色犹如淡淡的红茶，有类似红茶的味道，芳香而稍有涩味，毫无苦味。

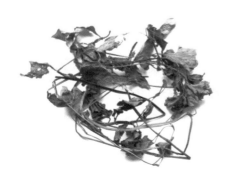

食用宜忌 *Yes or No?*

☑ 市售的鱼腥草分为鲜品和干品，鲜的鱼腥草可炒、可凉拌、可做汤，干燥的鱼腥草则常用于泡茶，作为临床使用的中药。

☑ 新鲜鱼腥草以叶片茂盛、颜色翠绿、鱼腥气浓者为佳；干鱼腥草以无杂质、无杂味、干燥的为佳。

☒ 鱼腥草性味偏寒，易损阳气，不可久食，更不可过量食用。如果你的体质本身就是偏寒性的，就要少吃鱼腥草，经常吃寒性的食物会使你的体质更加寒凉。

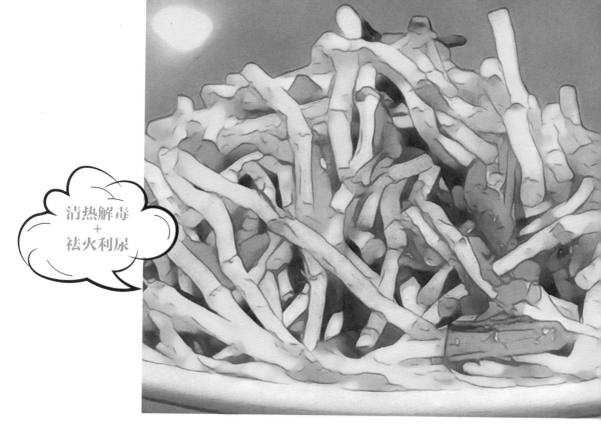

清热解毒
+
祛火利尿

凉拌鱼腥草

材 料

鱼腥草……………………250 克
盐、鲜味酱油、植物油……各少许

蒜泥、米醋、小葱花、辣椒面、
白芝麻……………………各适量

做 法

❶ 鱼腥草去除老根，洗净，切 3 厘米左右的段，用沸水快速焯烫一下，捞出过凉，沥干水分。

❷ 取小碗，加蒜泥、盐、米醋、鲜味酱油拌匀，制成调味汁。

❸ 起锅倒入植物油，加热。

❹ 取盘，放入鱼腥草，淋上调味汁，撒上辣椒面、白芝麻、小葱花，淋上热油拌匀即可。

五味子

——增强机体免疫力

五味子能加快细胞蛋白质的合成代谢，加快淋巴母细胞的生成，降低谷丙转氨酶，保护肝脏，对化疗引起的肝损伤有修复作用。五味子富含的三萜类化合物能迅速增强免疫功能，促进淋巴细胞增殖，提高巨噬细胞、NK 细胞、T 细胞的吞噬能力和杀伤力。五味子多糖能对抗癌症患者放化疗引起的白细胞减少，同时具有升高白细胞，提高免疫力的作用。五味子醇能够增强皮质激素的免疫功能，同时也具有抗氧化功效，清除对身体有害的自由基。

Q&A

Q：五味子为什么叫五味子？

A：《新修草本》中记载：五味皮肉甘酸，核中辛苦，都有咸味，因此而得名五味子。五味子这一味药五味俱全，五味俱全就是五脏都入，可以补五脏。五味子"皮肉甘酸，核中辛苦，都有咸味"，既可以补肺，也可以补肝，还能滋肾，也能补脾胃，是难得一见的主补五脏的好药。

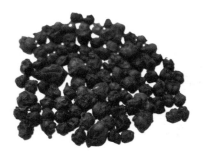

食用宜忌　Yes or No?

☑ 平时经常自汗的人，每天可以用 3 克五味子泡水喝，就能止汗。

☑ 肺气虚者，比如平时经常气短、咳嗽者，服用五味子能起到很好的调理作用！五味子以粒大、色红、肉厚、气味浓、有油性及光泽者为佳。

☒ 外有表邪、内有实热者，或咳嗽初起、痧疹初发者忌服。

☒ 肝火旺者不宜服用五味子。

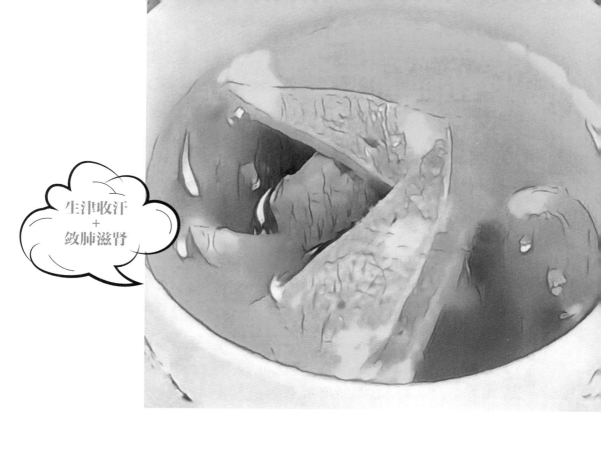

生津收汗
+
敛肺滋肾

五味子炖猪肝

材 料

猪肝……………………200 克

红枣……………………6 个

五味子……………………10 克

姜片、料酒、清水…………各适量

盐、香油、生抽……………各少许

做 法

❶ 猪肝用清水浸泡去血水，去净筋膜，洗净，切片，放入炖盅内；红枣洗净。

❷ 汤锅置火上，倒入适量清水烧开，放入姜片、五味子、红枣、盐，淋入料酒、
生抽煮开，倒入炖盅内。

❸ 将炖盅放入蒸锅内，开锅后用中火蒸炖 1 小时，淋上香油即可。

补益五脏，提高抗病能力

心为君主之官，君安才能体健

君主，是古代国家元首，有统帅、高于一切的意思，是一个国家的最高统治者，是全体国民的主宰者。把心称为君主，就是肯定了心在五脏六腑中的重要性，心是脏腑中最重要的器官。也就是说只有心的功能正常了，其他器官才能正常工作。

红色食物能养护心脏

从五行来看，红色属火入心，常吃些红色食物能起到养心护心的作用。

红色食物进入人体后可入心、入血，大多具有益气补血和养心护心的作用。

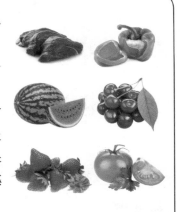

红色食物一般具有不错的抗氧化性，富含番茄红素、鞣酸等，可以保护细胞，具有抗炎作用。例如，番茄中的番茄红素对心血管有保护作用；常吃红色食物红甜椒，可增强抗御感冒的能力。

常见的红色食物有红小豆、番茄、红辣椒、樱桃、山楂、草莓、红枣、红米等。

养心护心，点揉三穴

我们的身体自备了三个能养心护心的穴位，即合谷、神门、内关三穴。这三个穴位均在手上，自我操作方便，平时多点揉，可起到养心护心的作用，是日常不可或缺的保健方法。

取穴：合谷穴位于手背，第1、2掌骨间，第二掌骨桡侧的中点处；神门穴位于腕部，腕掌侧横纹尺侧端，尺侧腕屈肌腱的桡侧凹陷处；内关穴位于前臂掌侧，腕横纹上2寸，掌长肌腱与桡侧腕屈肌腱之间。

夏季重养心

夏季五行属火，与人体五脏中的心相对应。立夏后要顺应天时的变化，重点学会养心。

夏季天气炎热，人体血流加速，心跳加快，代谢增强，体温也随气温增高，以致津液外走，出汗较多。适量出汗能加强气血运行，有益于排泄机体废物。但是，大量出汗会加重心脏负担。所以，出汗过多非但无益气血，反而会伤害心阳。

笑是夏天养生的良药，夏季气候闷热，易使人心烦意乱，这时如果能笑口常开，就能改善情绪，让内心平静，从而协调人体各脏器的功能，有助于气血的流通，因为静心则气血平稳，既不会扰乱心血，也不会损伤心气。可以听听舒缓的音乐、绘画、钓鱼、下棋、散步等，以保持心情舒畅，达到"心静自然凉"。

夏季容易心烦气躁、口舌生疮，出现各种"上火"症状。可适量吃些苦瓜、苦苣、苦荞麦等苦味食物，苦味食物可以清热、解暑、降心火，但脾胃虚寒的人群不宜常吃苦味食物。

午时是养心的最佳时间

中医认为，一日中养心的最佳时间是在午时，即中午 11~13 点。午时养心要做好两件事：吃饭和睡觉。

午时是心经当令，此时吃饭，然后在未时交给肠胃去消化，既能充分吸收食物中的营养，又能很好的为心脏提供保护。

中医认为，午睡是养心的好方法。因为心位于胸部，是一个阳位，心为阳脏，主血脉。心在工作时也有耗伤，要消耗能量，在中午阳气偏盛的时候，需要休息来养阴，达到阴阳调和的目的。一些存在心脏问题的人，比如说心脾两虚、心肝火旺、心肾阴虚等都有可能是没有午睡习惯，不注重养心造成的。尤其是患有心血管疾病的中老年人，如果不注重午休，容易引起血液黏稠度增加，甚至会增加心肌梗死的风险。午睡的时间应当控制在 15~60 分钟，如果睡不着也没关系，闭上眼睛眯一会儿，对身体也是有好处的。

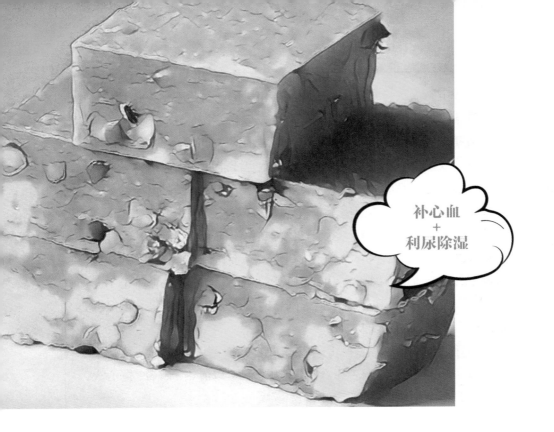

补心血
+
利尿除湿

红豆糕

材 料

糯米粉·····················200 克　　红小豆·····················50 克

粳米粉·····················100 克　　白糖、清水···············各适量

做 法

❶ 红小豆淘洗干净，用清水浸泡 6 小时，放入高压锅内，加入白糖和没过红
小豆的清水，煮成红豆汤，晾至温热。

❷ 取面盆，倒入糯米粉、粳米粉搅拌均匀，少量多次地加入煮好的红豆汤，
揉成表面光滑的面团，揉成长条，分成大小均匀的剂子，逐个放入糕点模
具中按压成红豆糕生坯，上锅蒸熟即可。

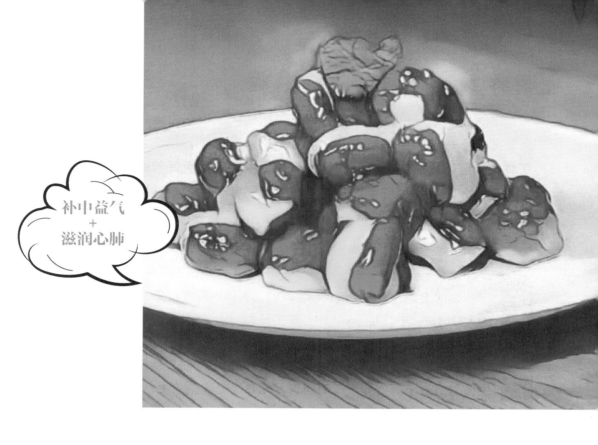

补中益气
+
滋润心肺

糯米红枣

材 料

糯米粉······300 克   红枣······20 个

清水······适量

做 法

➊ 红枣用清水浸泡 1 小时，洗净，纵向剖开一个小口去核，不要把红枣一剖
两半。

➋ 糯米粉加适量清水和成软硬适中的光滑大面团，取适量糯米面团，捏成合
适的形状，逐一填在红枣里，放入蒸锅内，上汽后蒸 10 分钟即可。

肝好身体好，保肝护健康

中医所谓的"肝"，虽然名称与西医相同，但在生理功能与疾病的定义上却并不一致。中医所讲的"肝"是指生理系统，包含消化系统、血液系统、神经系统、内分泌系统等。可见，中医比西医理解的肝涵盖的内容更多更广，除了各种肝系疾病和肝相关外，其他的包括胸胁胀满、头晕目眩等也与肝相关，甚至包括一些心理上的问题，如抑郁、多疑、失眠多梦、急躁易怒等也要找肝来解决。

春季是养肝的最佳季节

春回大地，万物生机勃勃。此时，人体内阳气回升，正是调养身体的大好时机。中医五行学说中，春天属木，对应人体五脏之肝，故春气通肝。所以，春季是养肝的最佳时机。

《黄帝内经》强调："夜卧早起，广布于庭，被发缓行，以使志生，生而勿杀，予而勿夺，赏而勿罚，此春气之应，养生之道也。逆之则伤肝。"即指春季养生，一定要顺应木气而为。而木气是放松的、舒展的，所以在春季要少睡一点儿，早点儿起床，让潜藏的阳气向外舒展，衣服、头发也不宜包裹得太紧，以符合舒展的原则。做人做事也是如此，对人多赏少罚，对事好好发挥，只要遵循了这个原则，就不会伤肝。

青色食物让肝轻松舒畅

《黄帝内经》里说："东方青色，入通于肝。"东方代表着万物的初始，代表着植物的生机、生长，因此常把青色看作是草木刚刚生长的颜色，新鲜的青绿色蔬菜就是典型的代表。也就是说，青色的食物有疏肝护肝的功效，经常食用能滋养肝血、疏通肝气、清除肝火，从而起到保护肝脏的作用。春季肝脏比较活跃，健康人会肝火旺，而慢性肝病患者，这时候容易情绪波动和症状加重，此时吃些青色的食物，日常生活就能做到简单地养肝护肝。

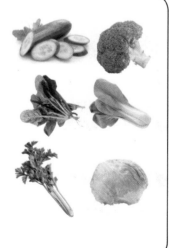

怒伤肝，学会制怒

《黄帝内经》称："肝者，将军之官，谋虑出焉。"这是说肝在人体内是将军之官，是武将之首。作为将军之官，肝脏是专门为身体打仗的，任何不属于人体内的外来敌人，肝脏马上会去对付它。所以，肝脏承担的压力比较大，当然也就最容易受到伤害，尤其是生气、发怒这样的不良情绪，对肝脏的损害是很大的。

肝是调节情志的重要器官，正常的情志活动依赖于气机的调畅，如果肝失疏泄，气机不畅，则会引起两个方面的精神情志活动异常——肝阳上亢和肝郁气滞。前者是指肝火太旺，暴怒伤肝；而后者则是我们平时说的生闷气，且压抑情绪不发泄，内心愠怒，怒极伤肝。因为人在发怒时，肝气会上逆，血随气而上溢，故而伤肝。

人生不可能事事顺心，处处如意。不如意的事常会发生，人要理性地对待它们，保持平和的心态，要放得下，不钻牛角尖，不斤斤计较，这对保持身体健康很重要。很多国医大师都很长寿，就和宽容的心态有关。所谓制怒，并不是说把怒气强压下来，这样反而会更伤肝，而是要做到放宽心情，淡化怒意；找到适当的宣泄口，比如倾诉、散心、运动等，让心里的郁闷排解出去，才是养肝之道。

最伤肝的生活习惯

1. 熬夜。熬夜最容易熬出肝病。经常熬夜既导致睡眠不足，身体抵抗力下降，又会影响肝脏夜间的自我修复。已经患有肝病的人熬夜还会加重病情。最好每晚 11 点前入睡，保证每晚睡够 7~8 小时，以便让肝脏有效排毒，保证全身健康。

2. 过量饮酒。过量饮酒会降低肝脏净化血液的能力，导致体内毒素增加，诱发肝脏损伤及多种疾病。另外，还容易导致肝脏中毒，诱发肝炎。

3. 过度服药。有多种药物及其代谢产物容易引起肝脏损害，导致药物性肝炎。这些药物包括抗生素、解热镇痛药、抗癫痫药、镇静药、抗精神病药物、抗抑郁药物、抗肿瘤药、降糖药和心血管药等。因此，服药必须严格遵照医嘱，在医生指导下服用。

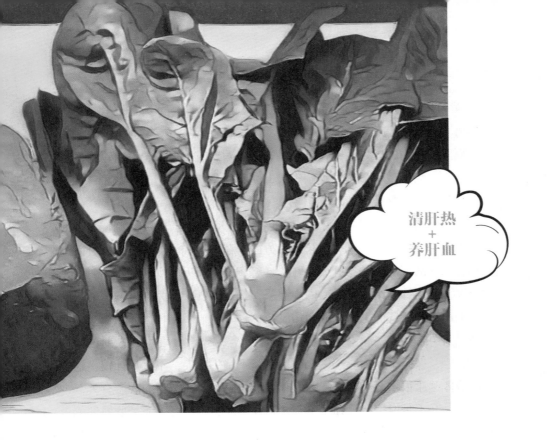

清肝热
+
养肝血

菠菜鸭血汤

材 料

菠菜·····················200 克

鸭血·····················100 克

枸杞·····················10 粒

葱花、清水·················各适量

盐、植物油·················各少许

做 法

❶ 菠菜择洗干净，用沸水快速焯烫，捞出过凉，攥干水分，切段；鸭血切片。

❷ 汤锅内加植物油烧热，炒香葱花，放入鸭血翻炒一下，倒入适量清水大火煮开，转小火煮至鸭血熟透，下入菠菜和枸杞，加盐调味即可。

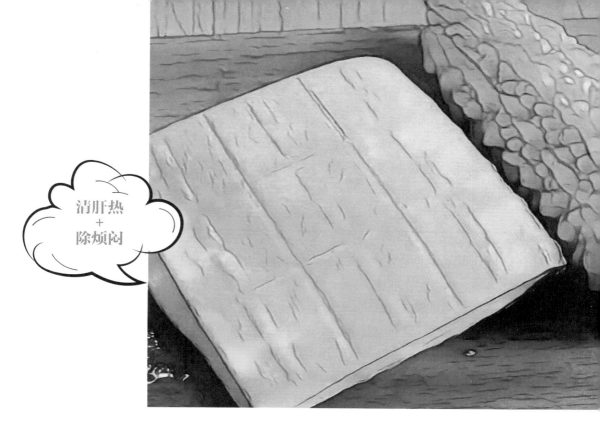

清肝热
+
除烦闷

苦瓜豆腐汤

材　料

苦瓜·······················1 小根　　葱花、水淀粉、清水···········各适量

豆腐························ 半块　　植物油、盐、鸡精·············各少许

做　法

❶ 苦瓜洗净，去蒂除籽，切片；豆腐洗净，切小块。

❷ 锅中倒入植物油烧热，炒香葱花，放入豆腐和苦瓜片翻炒均匀，加适量清水中火烧开，加盐和鸡精调味，用水淀粉勾薄芡即可。

脾为后天之本，养生贵在养脾

　　中医认为：脾为后天之本，气血生化之源。人出生后，所有的生命活动都有赖于后天脾胃摄入的营养物质。先天不足的人，可以通过后天调养补足，同样可以延年益寿；先天非常好的人，如果不重视后天脾胃的调养，久之就会生病减寿。

思伤脾，腹胀便溏运化难

　　思虑的情志活动主要是通过脾脏来表现的。思在五行属土，在五脏属脾，中医情志理论认为，"思则气结"，多思伤脾。现代医学研究也证实，长期从事脑力劳动，让大脑高度紧张的人群，易患心脑血管疾病和消化道溃疡病，这和中医学的"思虑损伤心脾"的理论是一致的。同时脾主运化，运化功能受损在临床上可出现腹胀、便溏，久而久之气血运化不及，心神得不到濡养，就会导致心悸健忘、失眠多梦等症状。脾还有主统血的功能，会使得有些女性因为压力过大或者思虑过度而导致经期紊乱。

　　此外，思虑过度会导致情绪低落、思考理解问题能力下降，沉默寡言，整日无精打采、唉声叹气、无助无望，出现头晕、胸闷、心悸的抑郁表现。

中脘穴，一切脾胃之疾无所不疗

　　针灸临床有一句谚语：中脘治一切脾胃之疾，无所不疗。中脘穴位于人体的上腹部，正中线上，肚脐往上4寸处（也即胸骨下端和肚脐连线的中点）即是。中脘穴：中，中间也，在古代，人们认为本穴的位置正好是胃脏的中间；脘，就是指胃腑。现代医学研究发现，刺激

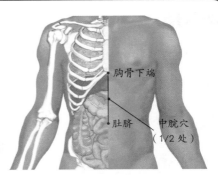

中脘穴

中脘穴后，胃的蠕动会逐渐增强，表现为幽门开放，胃下缘轻度升高。同时，还能提高机体免疫能力，使巨噬细胞的吞噬能力增强。按摩中脘穴的方法：单掌按压在中脘穴上，按顺时针或逆时针方向缓慢行小范围的圆周推动，力度不宜过大，按摩至腹腔内产生热感为佳。

中医认为，脾胃为后天之本，是人体气血生化的关键，人体通过规律的三餐饮食运化的水谷精微，经心肺的作用化生气血，以营养全身。合理饮食能养出好脾胃。

1. 饮食规律，三餐定时定量。 三餐不定时可能加重胃胀、胃痛、反酸等不适。胃病患者尤应注意，三餐要定时。为了脾胃的健康，晚睡晚起、常吃夜宵这种习惯应该改掉。如果在三餐定时定量的基础上，仍然感觉容易饿，可在两餐之间补充一些食物，但不宜过多，以免影响正餐。

2. 忌暴饮暴食。 《黄帝内经》认为"饮食自倍，肠胃乃伤"，即一个人如果暴饮暴食，就会损伤脾胃。然而，有些人却经常暴饮暴食，或吃大量难以消化的食物，长此以往，脾胃将不堪重负，不仅功能降低，不能正常地运化水谷精微，而且会生痰、生湿，将营养物质变成有害废物，伤及人体，进而出现肥胖、水肿、痰饮、泄泻、心悸、出血等各种病症。进食细嚼慢咽，每餐吃八分饱，脾胃最舒服。

3. 饮食松软清淡。 生冷辛辣的食物会刺激胃黏膜，松软食物则容易消化，可以减轻胃的负担。胃病患者应戒烟、忌酒，少喝咖啡、浓茶、碳酸饮料等。烹调方法应以蒸、煮、炖、烧、烩、焖等较好。

4. 吃些黄色、甘味食物。 在五色里，脾对应黄色，黄色食物对脾胃最为补养，常见的黄色食物：南瓜、黄豆、木瓜、香蕉、橘子等。在五味里，脾对应的是甘味，凡甘味对脾胃皆好，例如小米、大米、薏米、黄豆、红枣、苹果等。

  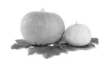

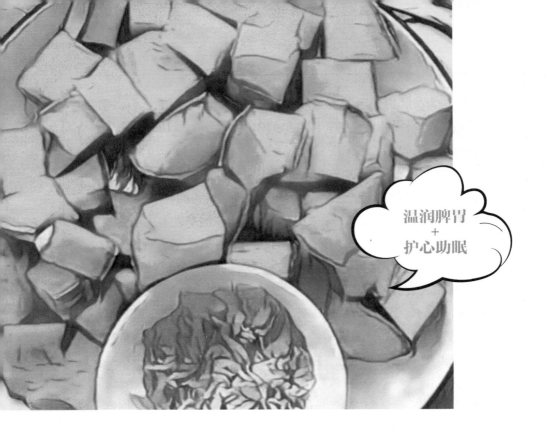

温润脾胃
+
护心助眠

南瓜烧虾皮

材料

南瓜⋯⋯⋯⋯⋯⋯⋯⋯250克　　葱花、清水⋯⋯⋯⋯⋯⋯各适量

虾皮⋯⋯⋯⋯⋯⋯⋯⋯10克　　植物油、盐⋯⋯⋯⋯⋯⋯各少许

做　法

❶ 南瓜去皮，除籽，洗净，切片。

❷ 炒锅置火上，倒入植物油烧热，下入南瓜片翻炒均匀，加虾皮和适量清水烧至南瓜片熟透，加盐调味，撒上葱花即可。

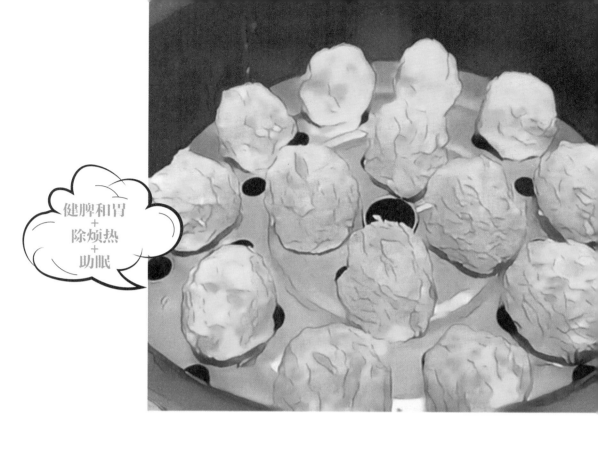

健脾和胃
+
除烦热
+
助眠

小米蔬菜土豆丸子

材　料

土豆·························1 个　　小米·························20 克

胡萝卜·······················半根　　盐、香油····················各少许

西兰花·····················1 小朵　　清水·························适量

做　法

❶ 小米淘洗干净，加适量清水蒸成小米饭；土豆去皮，洗净，切片，蒸熟，
　 趁热压成泥；胡萝卜切片，焯熟，切碎；西兰花择洗干净，焯熟，切碎。

❷ 取大碗，放入土豆泥、胡萝卜碎、西兰花碎、小米饭，加盐和香油搅拌均匀，
　 取适量揉成数个大小均匀的小丸子，装盘食用即可。

肺为脏腑之盖，养生早养肺

　　肺在诸脏腑中的位置最高，故《灵枢·九针论》称："肺者，五脏六腑之盖也。"《难经集注·三十二难》称之为"华盖"。华盖，原指古代帝王的车盖。肺为华盖是指肺在体腔中位居最高，具有保护诸脏、抵御外邪的作用。肺位于胸腔，居五脏的最高位置，有覆盖诸脏的作用，肺又主一身之表，为脏腑之外卫，故称肺为华盖。肺为华盖，说明肺位高居，犹如伞盖保护位居其下的脏腑。

深呼吸最养肺

　　深呼吸可以吸进新鲜空气，吐出浊气，从而增加血液中的含氧量，促进有氧代谢，达到养肺的目的。每天清晨起床后打开窗户，站在窗口，吸入窗外清新的空气、呼出浊气。吸气时，最大限度地朝外扩张腹部，胸部保持不动；呼气时，最大限度地朝内收腹，胸部保持不动。呼吸时不要张口，要用鼻子呼吸，呼吸要深长而缓慢，每次深吸气5秒钟，屏息1秒钟，然后再慢呼气5秒钟，屏息1秒钟。每次5分钟，每天练习1~2次。但冠心病、心绞痛患者不宜做深呼吸。

笑口常开能养肺

　　养肺的方法多种多样，"笑"可能是最"便宜"且有效的一种。中医有"常笑宣肺"一说。而现代医学研究证明，笑对机体来说的确是一种最好的"运动"，尤其是对呼吸系统来说，大笑能使肺扩张，人在笑中还会不自觉地进行深呼吸，清理呼吸道，使呼吸更通畅。另外，人在开怀大笑时，可使更多的氧气进入身体，随着流畅的血液行遍全身，让身体的每个细胞都能获得充足的氧气。

　　中医认为，过于悲忧就会伤肺，而适当喜乐能抑制悲忧，所以开开心心的对肺有益。临床研究发现，相当多的肺病患者，发病前往往都有精神创伤或长期处于情绪压抑、郁闷忧愁、精神压力过大的状态。所以，保持好心情，笑口常开，对养肺及预防肺部疾病至关重要。

两类食物肺最喜欢

白色食物。《黄帝内经》记载：西方白色，入通于肺。认为白色与肺相通，白色的食物有养肺的功效。现代医学研究也发现，白色食物确实可以调理肺脏功能，提升肺脏免疫力。白色食物不仅能补肺气，还有清肺润燥止咳的作用，常见的白色食物：梨、冬瓜、藕、荸荠、百合、白菜、菜花、银耳、白萝卜等。

辛味食物。《黄帝内经》中说：辛入肺。辛味有宣发的作用，与肺主宣发的性质相似，适当吃点辛味食物能帮助人体宣发肺气。不过，中医所说的辛和我们平常所说的辣还不完全等同，辣属于辛，但辛味更广泛些，具有发散、行气作用的就是辛味了。辛味食物在三餐中以调料居多，如葱、姜、蒜、花椒、大料、胡椒、辣椒、陈皮、芥末等，此外，白萝卜、薄荷等食物也属于辛味。

按摩太渊穴，补气养肺

太渊穴是手太阴肺经的原穴，是肺经经气经过和留止的部位。按摩刺激太渊能益气养肺、止咳平喘。太渊穴的取穴方法：仰掌，在腕掌横纹桡侧，桡动脉搏动处。按摩方法：用左手拇指尖端按压右手太渊穴，垂直用力，向下按压，按而揉之，持续20~30秒。左右交替进行，每次按压5~10分钟，每天1~2次。

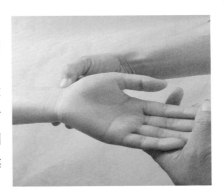

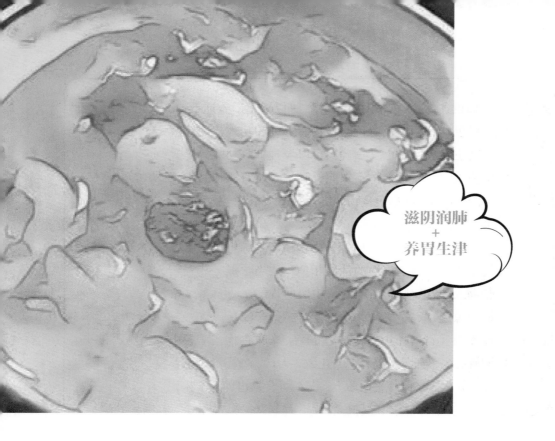

滋阴润肺
+
养胃生津

银耳百合莲子羹

材料

水发银耳·····················50 克　　枸杞·····················10 粒

莲子·····················10 枚　　冰糖、清水·····················各适量

鲜百合·····················1 个

做　法

❶ 水发银耳去蒂，洗净，撕成小朵；莲子用清水泡软，去芯；鲜百合洗净，
　分成小片。

❷ 银耳倒入汤锅中，加入适量清水大火烧开，转小火煮 1 小时，下入莲子煮软，
　放入鲜百合、枸杞、冰糖煮 15 分钟即可。

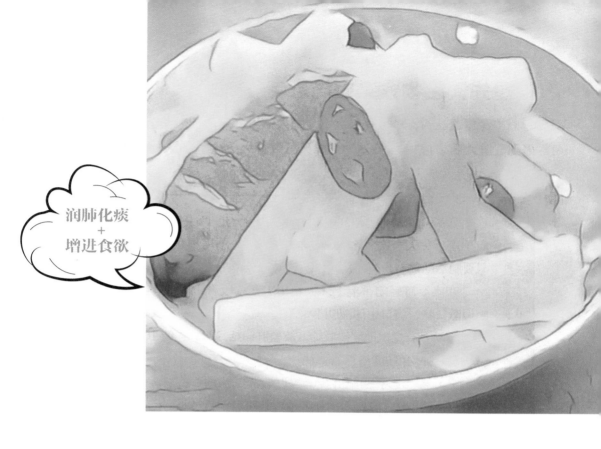

润肺化痰
+
增进食欲

泡椒白萝卜

材 料

白萝卜·······················1个　　姜丝、蒜片、白糖、米醋、

杭椒·······················2个　　泡椒·····················各适量

酱油·····················少许

做　法

① 白萝卜洗净，切薄片；杭椒洗净，去蒂，切粒。

② 取一个带盖的盛器，放入白萝卜片，加泡椒、杭椒、姜丝、蒜片、白糖、米醋、
　　酱油拌匀，盖严盛器盖，放入冰箱腌制一晚即可。

肾是先天之本，肾好防衰老

中医理论认为，肾为先天之本，是人体生命活动及生理运动之原动力，肾虚则五脏六腑皆虚，五脏六腑虚弱又可致肾之更虚。古人称肾为先天之本，为生命之根。

每天都能做的养肾小运动

勾脚。两腿伸直并在一起，脚尖往上勾，两手抓着脚趾，身体慢慢向下压，每天一次，每次做 15 分钟左右。不用刻意追求身体贴着腿，只要腿后的筋有拉直感就可以。

叩齿。口轻闭，上下牙齿稍用力连续咬合 100~1000 次，再鼓起两腮做漱口状，将口中津液咽下。

提肛。有意识地规律收缩、放松肛门括约肌，连续 100~300 次。行、站、坐、卧均可进行。

站立提脚跟。两腿并拢，提肛收腹，肩向下沉，立项竖脊，脚趾用力抓地后提起脚后跟，然后身体向下有节奏地颠动。注意身体放松，先缓缓下落一半，而后轻震地面。提踵时尽量维持 10 秒以上，脚跟落地时要轻柔。

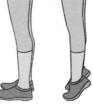

站立提脚跟

遇事莫惊恐，否则易伤肾

中医认为，肾在志为恐，过恐易伤肾。"恐"就是害怕、恐惧，是人的一种本能反应。人之所以会产生恐惧感，就是要让身体对当前遭遇的威胁采取措施，远离伤害。正是因为有了惊恐反应，人们在遇到危险时才能及时逃避，做好自我保护。但是，对于人体来说，七情不可太过，如果惊恐过度或是恐惧持续时间过长，超过了人体所能调节的程度，那很可能就要导致疾病了。惊恐最直接的伤害就是会耗损肾气，出现大小便失禁，严重的还可能丧命。这就是有的人突然受到惊吓后会大小便失禁的缘由。

有时候惊恐避免不了，当出现惊恐时，我们也可以想办法平抑一下。《黄帝内经》中就给出了很好的解决方法，那就是"思胜恐"。遇到事情的时候，只要静下心来思考一下，就会发现并没有什么可怕的，或者很快就能想出应对的办法，自然就不再恐惧了。

盐和高蛋白食物摄入过多。 饮食过咸对肾不利，中医有"咸入肾经"的说法，适量摄入盐可补肾强骨，但盐摄入过多会导致血压增高，使肾脏血液不能维持正常流量，从而诱发疾病。另外，高蛋白食物的摄入并非越多越好，长期高蛋白饮食会使肾脏处于"超负荷"状态，时间久了容易伤肾。

经常憋尿。 尿液在膀胱里时间长了会繁殖细菌，细菌经输尿管逆行到肾，易导致尿路感染和肾盂肾炎。一旦反复发作，能引发慢性感染，不易治愈。

服药不当。 药物在人体中会通过代谢系统，被肾脏处理后排出。医学界认为，药物都可能会损伤肾脏，因此患者一定不能擅自服药，不管是增加剂量还是更换药物都是不可取的，尤其是已经确诊的患者，服药一定要遵从医嘱。

熬夜。 长期熬夜、作息不规律，会大量消耗人体的精血，使身心得不到有效的休息与放松，从而使肾精不足、肾精亏虚，出现腰膝酸软、头晕耳鸣、倦怠乏力、面色晦暗、反应迟钝等症状。

冬气与肾相通，冬季是养肾护肾的最佳时机，冬季好好养肾护肾，培好身体之根本，来年才能根深叶茂，身强体健。如下这些做法有助于冬季养肾。

多晒背。 能起到防寒护肾、补充阳气、调理脏腑气血的作用。

注意足部保暖。 因为肾经起于足底，而足部很容易受到寒气的侵袭。

吃点黑紫色食物。 肾在五色里对应黑色，而在中医的观点里，紫色也属于黑色的范畴，所以许多黑紫色的食物对肾都有补益作用。例如黑豆、葡萄、海参、黑芝麻、紫菜、乌鸡等。

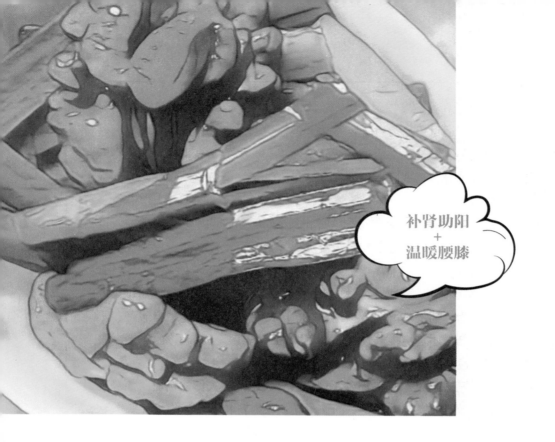

补肾助阳
+
温暖腰膝

韭菜炒核桃仁

材 料

韭菜……………………200 克　　　盐、植物油………………各少许

核桃仁…………………… 30 克

做　法

1️⃣ 韭菜择洗干净，切断。

2️⃣ 炒锅置火上，倒入植物油烧至五六成热，放入核桃仁炒熟，盛出，锅中下入韭菜炒熟，加入炒好的核桃仁、盐翻炒均匀即可。

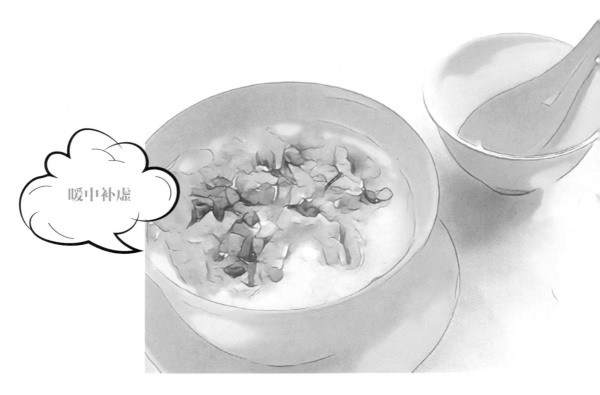

暖中补虚

山药羊肉粥

材　料

大米·····························80克　　　葱末、姜末、胡椒粉、清水···各适量

山药····························150克　　　盐·····························2克

羊瘦肉·························50克

做　法

❶ 大米淘洗干净；山药洗净，去皮，切丁；羊瘦肉洗净，切小丁。

❷ 砂锅内放清水、大米、羊瘦肉丁、山药丁、姜末，大火煮开后用小火熬煮
至羊瘦肉和米粒熟软，加葱末、盐和胡椒粉调味即可。